Le consentement
dans les pratiques de soins et de recherche en médecine

Entre idéalismes et réalités cliniques

Collection L'ETHIQUE en mouvement

La réflexion multidisciplinaire dans le domaine de la santé et de la maladie est accueillie dans l'espace offert par cette collection.
Cet espace d'accueil appelle, entre autres, les travaux du Laboratoire d'Éthique Médicale, de Droit de la Santé et de Santé Publique et de la formation doctorale de l'Université René Descartes – Paris 5, ainsi que les travaux d'autres chercheurs ou universitaires en Éthique issus de groupe de recherche français, canadiens et d'autres pays, notamment européens et du monde de la francophonie.

Déjà parus

* **Fondements d'une réflexion éthique managériale en santé**, (Dossiers), 1996.
* **Ethique médicale ou bioéthique ?** (Cahiers), 1997.
* **L'accès aux soins des populations démunies.**
Situation et perspectives en 1996 (Brigitte Ménoret-Calles), 1997.
* **Ethique de la recherche et Ethique clinique** (Cahiers), 1998.
* **Une responsabilité de santé publique ?**
Interfaces européennes Industriels / Utilisateurs, (Dossiers), 1999.
* **Fiabilité et acceptabilité de la téléradiologie**
(Vincent Hazebroucq), (Dossiers), 2000.
* **Visions éthiques de la personne** (Cahiers), 2001.
* **Ethique des pratiques en chirurgie** (Dossiers), 2003.

Grégoire MOUTEL

Le consentement dans les pratiques de soins et de recherche en médecine

Entre idéalismes et réalités cliniques

DOSSIERS

Préface de Christian Hervé

L'Harmattan
5-7, rue de l'École-Polytechnique
75005 Paris
FRANCE

L'Harmattan Hongrie
Hargita u. 3
1026 Budapest
HONGRIE

L'Harmattan Italia
Via Bava, 37
10214 Torino
ITALIE

© L'Harmattan, 2003
ISBN : 2-7475-5718-9
EAN : 9782747557184

« *Art de réflexion et de conjecture en 1900, la médecine est devenue une discipline d'action qui détient aujourd'hui mille pouvoirs de vie et de mort sur les malades qui lui sont confiés. Puissance merveilleuse et salvatrice, mais aussi puissance qui va doubler chaque problème technique d'un problème moral et contraindre le médecin à repenser toute l'éthique de son métier à chacun des nouveaux gestes d'audace.* »

« *Toute décision grave doit être celle de deux hommes, chacun se mettant à la place de l'autre. Le médecin n'a pas à imposer autoritairement ses propres vues ; les désirs profonds du malade comptent autant que les impératifs techniques pour la stratégie du traitement.* »

Jean HAMBURGER
« *L'Aventure humaine* »
Editions Flammarion, Paris, 1992.

Préface

La relation entre le médecin et son malade est un rapport unique entre deux individus. Ce n'est une relation ni juridique, ni amicale, ni familiale, ni commerciale. Le malade, qui se sent en péril, est à la recherche d'une aide, d'une assistance, qu'il trouve auprès du médecin, qui doit prendre, seul ou avec le patient, la responsabilité de la démarche thérapeutique. Le malade fait au médecin le don bouleversant de sa confiance. Le médecin est attentif à ses comportements, ce qui lui permet d'adapter un discours, un traitement ou une explication. L'échange passe non seulement par les paroles prononcées, mais également par les soins, l'écoute, la confiance et les doutes de chacun. Il permet de construire une relation solide et nécessaire pour mener le combat contre la maladie. C'est une bataille dont l'issue dépend pour beaucoup des liens tissés entre eux. Cela sous-entend que le combat contre la maladie est mené avec beaucoup d'émotions et de sentiments. Son issue représente une chose aussi importante pour le médecin que pour le malade.

Néanmoins, si la relation ainsi établie est très forte, elle doit préserver l'autonomie de chacun. Le médecin doit être un conseiller pour son patient sans pour autant se défaire de sa responsabilité. Il est donc là pour l'informer et le soutenir dans ses choix. Le médecin n'est toutefois jamais absent de la décision thérapeutique et il l'oriente fortement, souvent d'ailleurs de manière probabiliste. Il élabore une stratégie thérapeutique adaptée aux hypothèses que les symptômes et la relation avec le patient lui ont suggérées. Ainsi, on demande légitimement aux professionnels de santé une écoute individualisée du malade qui doit permettre de proposer le traitement le mieux adapté, à la fois sur le plan technique et sur le plan psychologique.

Par ailleurs, le médecin est de plus en plus un scientifique. Son raisonnement diagnostique et ses choix thérapeutiques sont de plus en plus basés sur le savoir et l'expérience. A partir des connaissances théoriques acquises, il élabore des hypothèses que l'expérience, les faits, viennent confirmer ou infirmer, en particulier grâce aux protocoles de recherche clinique. Grâce à la recherche, la bio-médecine a remporté d'incontestables succès : la lutte contre les maladies infectieuses, le traitement de nombreux cancers, les méthodes d'explorations médicales, les techniques chirurgicales. Cette recherche a grandement participé avec l'amélioration de l'hygiène, de la prévention et des conditions de vie, à l'augmentation considérable de l'espérance de vie au cours du siècle dernier (passant de 44 ans à plus de 80 ans aujourd'hui). Mais la recherche biomédicale, source de progrès, n'est pas sans risque, son objectif étant, par définition, d'explorer les incertitudes pour, à terme, mieux les connaître et les contrôler. Ainsi que l'a rappelé Maurice Tubiana[1], certains médecins, trop confiants, auraient tendance à négliger l'information du malade en privilégiant les prouesses de la technique, alors que, dans le même temps, une méfiance s'est installée au sein de la population en face de certains risques inhérents à la pratique médicale. *" Une mauvaise compréhension de la technologie et de la médecine aboutit à un refus ou à une négation du risque, sans mesurer que la problématique de l'acte médical est de choisir entre deux risques (celui de maladie et celui du traitement ou celui de deux traitements) le plus faible ou le plus lointain. "*

---

[1] " Histoire de la pensée médicale, les chemins d'Esculape ", *Editions Flammarion, Paris, 1995.*

Ainsi, la médecine est très liée aux évolutions de la société. La maîtrise que le médecin a acquise accroît le poids de ses responsabilités. Les traitements ont gagné en efficacité, les logiques de prévention entrent plus en plus dans la conscience des individus, interférant avec leurs libertés. Ainsi, lorsqu'un médecin prend une décision, il doit en évaluer les avantages, les risques et les dérives éventuelles. Il doit partager ce questionnement au sein de la relation médecin-patient. Son choix se situe entre les risques présentés par la maladie et ceux que peuvent comporter un traitement, une recherche ou une démarche de prévention. Le médecin est le premier à ressentir et à connaître les angoisses de son patient, ses doutes et ses attentes. On attend de lui avec confiance des actes et son avis demeure donc celui d'un personnage respectable dans une société qui a perdu bon nombre de ses repères.

En se préoccupant des questionnements de la société, la médecine ne doit pas, pour autant, oublier que son but n'est pas la réalisation d'exploits personnels, mais la recherche de réponses à une demande sociale. Le travail présenté ici porte ainsi un regard actuel sur le métier de médecin, et son évolution, à travers la question du consentement. Celui-ci se situe-t-il dans un contexte de relation et de confiance, source d'une évolution de la relation médecin-malade ou n'est-il qu'un artifice ? Les questions à examiner sont exposées avec clarté, afin que le consentement ne soit pas une illusion de plus dans une société qui se cherche.

Christian Hervé

Evolution de la place du patient dans la démarche médicale et construction de la relation médecin-patient

La relation médecin-malade, c'est toute l'histoire de la médecine. D'Hippocrate à la médecine scientifique du XXIe siècle, les rapports du médecin avec son patient ont évolué suivant les progrès de la science et l'évolution des consciences.

L'oeuvre d'Hippocrate (né en 460 avant notre ère dans l'île de Cos) fonde traditionnellement l'émergence de la médecine occidentale. L'exercice de la profession se fonde sur un concept de compétence médicale, concept transmis par Socrate et rapporté par Platon dans les Dialogues. Hippocrate se distingue par sa volonté de théoriser la pratique médicale, en établissant des procédures fondées sur l'observation des maladies, de leur contexte, de leur évolution, ainsi que des règles à respecter dans les relations avec les malades. C'est ce que l'on appellera le *corpus hippocratum,* ensemble de textes établis à partir de notes cliniques écrites en dialecte ionien de Cos. Il s'agit d'un recueil de principes généraux, sous forme d'aphorismes, à apprendre par coeur par les disciples. Les aphorismes d'Hippocrate seront ainsi appris et transmis jusqu'au XVIIIe siècle, et cette méthode d'apprentissage de la médecine, fondée sur des maximes et la mémoire perdurera jusqu'à nos jours. Hippocrate exposera toute la difficulté de l'art d'être médecin : " Il faut non seulement faire soi-même ce qui convient, mais encore faire que le malade, les assistants, et les choses extérieures y concourent ". Il définit les rapports entre le médecin, son patient et la collectivité, ainsi que les principes qui doivent régir l'exercice de la profession à travers le Serment d'Hippocrate. On retrouve ainsi, dans la version de ce serment traduite par Littré, des engagements forts à propos de la bienveillance due à tout patient : " *Je dirigerai le régime des malades à leur avantage, suivant mes forces et mon jugement et je m'abstiendrai de tout mal et de toute injustice... Dans quelque maison que j'entre, j'y entrerai pour l'utilité des malades...* ". L'art d'être médecin est dès lors guidé par le respect du patient. Il prône une médecine rationnelle, répondant aux souffrances des malades, intégrant leur mode de vie, en adaptant les traitements à celui-ci. La méthode hippocratique est donc une méthode pragmatique qui se distingue alors nettement des pratiques religieuses ou magiques faites d'incantations et d'irrationnel. La religion n'est pas pour autant remise en cause. Il est d'usage, même après Hippocrate, de continuer à invoquer les dieux ou les divinités. Au moment de la guerre du Péloponnèse, au IVe siècle avant notre ère, les médecins voisinent encore avec les prêtres au sein d'établissements de soins, les asclépeions. Pour se dégager d'une approche trop religieuse ou mystique, des écoles de médecine (hors les murs des temples) sont instituées[2]. Les médecins gagnent alors leur vie en offrant leurs services suite à l'écoute des patients, quelles que soient leur origine ou leur classe sociale. Ainsi, à la mort d'Hippocrate, vers 377 environ avant notre ère, la médecine s'est dotée de ses propres repères et bases de réflexion, hors des croyances religieuses, sur la façon d'exercer et de se comporter face au patient.

L'avènement de la médecine qualifiée de moderne, à la fin du XVIIIe siècle, remet en cause les principes hippocratiques et pose la question de la liberté de choix des malades. Dès lors, la pratique médicale va devenir un bien de consommation. Il va, désormais, s'agir d'une médecine où se mêleront les interrogations individuelles du patient sur son corps, son mal-être, et les exigences collectives de protection de la santé, avec les enjeux économiques et politiques qui en résultent[3]. Le médecin répond alors à une demande, à un désir de soin du patient. La notion de clientèle apparaît ainsi, parallèlement au principe du libre choix du médecin. Ceci atteste de l'évolution de la société dans laquelle le citoyen devient acteur dans le domaine de la santé. Les "grandes familles" ont ainsi leur(s) médecin(s) et peu à peu cette évolution gagnera les classes intermédiaires :

---

[2] L. CALLEBAT. Histoire du médecin, Flamarion, 1999, 21-54.
[3] Op Cit, la diversité des clientèles, 223-226.

c'est en fonction de leurs revenus que les patients choisiront leur médecin, et souvent plus à partir d'une réputation que de l'assurance d'un talent avéré. Ainsi, sous l'influence des classes aisées, la relation médecin-patient se modifie profondément. Les praticiens se préoccupent de garder ce qu'il convient désormais d'appeler une clientèle. La relation médecin-patient devient, alors, un cadre d'échanges, de débats et donc d'éducation à la santé, de nature à promouvoir des idées de progrès face à des pratiques aveugles.

Cet état d'esprit débouche sur un questionnement concernant l'évolution des rapports entre médecins et citoyens, y compris les plus vulnérables. Les travaux de Philippe Pinel posent ainsi la question de la légitimité de l'enfermement des patients " fous ". Brillant clinicien mais aussi idéologue, il était partisan du traitement moral de la folie et d'une médecine intégrant à la fois des dimensions philosophiques et scientifiques. L'aliéniste décide, alors, à la demande de son ancien surveillant Jean-Baptiste Pussin, de libérer de leurs chaînes les malades agités de Bicêtre et de la Salpêtrière et ouvre la première école de psychiatrie. C'était toute la question de la dignité humaine qui était posée à travers le problème du comportement médical, face aux aliénés[4]. Sans aller jusqu'à poser la question du consentement, le débat porte déjà sur la légitimité de la médecine à agir contre le respect des principes humanistes au premier rang desquels la capacité à faire des choix.

Cette conception, véritable approche globale de la personne, sera également à la base de la réflexion de Bichat et de Laënnec. François Xavier Bichat, dans son traité des membranes en 1801, entrevoit que les organes ne sont pas des machines comme les autres, mais qu'il existe une "mécanique" humaine, une physiologie et une physiopathologie influencées par le mode de vie des patients. Le cadre et le rythme de vie peuvent influer sur l'apparition et l'évolution des maladies. Il convient, dès lors, de

---

[4] ESQUIROL, 1838, tII, 400-407.

s'intéresser et de s'adresser à cette part du patient en l'impliquant dans la démarche médicale[5]. Laënnec met en œuvre des méthodes anatomo-cliniques innovantes, recueillant des observations minutieuses sur le mode de vie des patients, le déroulement de la maladie et les lésions anatomiques constatées lors d'autopsies. Naît alors le concept de spécificité des maladies et de causalité, qui sera développé par Broussais. Ces approches, certes très organicistes, prennent néanmoins en compte les dimensions sociales et les modes de vie des personnes, afin de voir en quoi ces données interfèrent avec les pathologies et leurs évolutions. Sont alors considérées, non plus exclusivement les ressources corporelles du patient, sa constitution, et ses capacités physiques, mais aussi sa capacité d'espérer, son désir de vivre, son " moral "[6]. Et il apparaît que le médecin ne peut agir sur ce moral et cet espoir que s'il tisse, avec son patient, une relation fondée sur l'écoute, l'aide et la confiance.

Cette évolution va amener peu à peu la médecine à considérer le patient (qu'il soit psychiquement apte, ou non) comme un partenaire et un acteur du soin. La question n'est pas posée en terme de consentement, mais d'appel à l'intelligence du sujet et à son activité d'être raisonnable. C'est pourquoi la question de la relation est au cœur du rapport entre soignant et soigné, relation faite d'explications nécessaires, mais adaptées à chaque situation clinique. Bien que non généralisées à l'ensemble de la médecine et des praticiens, ce sont ces premières approches qui amèneront désormais les médecins à s'interroger sur la nature des rapports avec les patients et sur le degré d'implication de ces derniers dans les choix médicaux. Il faudra, cependant, attendre la seconde moitié du XXe siècle et l'avancée fulgurante de la recherche médicale pour que ces interrogations débouchent, effectivement, sur de nouvelles pratiques.

Jusqu'au début du XXe siècle, le médecin n'a toujours qu'un rôle limité "d'observateur qualifié" : il diagnostique, prédit une

---

[5] P. HILLEMAND. Histoire culturelle de la maladie, Privat, 1980, 390-400.
[6] G. PAYEN. Déontologie médicale, 1935, cité par P. VERSPIEREN, Liberté du malade et consentement aux soins, revue Laennec, 1983, 3-4 : 4-7.

évolution, mais n'est encore capable de traiter que des symptômes, et rarement une étiologie. Si les connaissances ont progressé, les traitements sont peu efficaces. Le médecin est rassurant et compatissant, mais il est aussi paternaliste, préservant le malade, le plus possible, de l'information, et, souvent, de la vérité. La seconde moitié du XXe siècle sera décisive : la recherche médicale avance à grands pas : on découvre les antibiotiques, les psychotropes, la pharmacopée recense un nombre croissant de médicaments efficaces, les techniques d'imagerie et de chirurgie progressent. De nouveaux domaines sont explorés : la biologie moléculaire, la cancérologie, la génétique, l'immunologie... La médecine devient efficiente. Les médecins soignent et guérissent un nombre croissant de maladies. Le médecin lui-même apparaît comme un faiseur de miracle, symbole d'une société en pleine évolution socio-économique.

Mais parallèlement et très rapidement de nouvelles questions sont soulevées. La collectivité et les patients prennent conscience des nouveaux enjeux de la médecine qui les concernent directement : la nécessité de comprendre les avantages et les inconvénients des choix thérapeutiques, le droit à accéder aux progrès en termes de prévention, de dépistage et de soins, la possibilité de participer à la recherche clinique, moteur essentiel du progrès mais aussi source de risques et de nouvelles incertitudes. Par ailleurs, la médecine pose de nouveaux problèmes qui dépassent largement le cadre scientifique et touchent directement à la nature et au devenir de l'Homme : la procréation médicalement assistée, les greffes, les tests génétiques, la prolongation de la vie... La société veut participer à des débats qui ont leur prolongement au sein de la relation médecin-patient. Quelle est la place du malade dans la décision ? Comment le médecin doit-il informer ses patients ? C'est-à-dire, *in fine*, quelle est le véritable rôle du médecin, acteur essentiel de la santé, dans la société de demain ?

Un bouleversement de la relation de soins

C'est dans ce contexte que la question du consentement devient de plus en plus prégnante. Au plan philosophique, le consentement est une condition fondamentale de la sauvegarde de l'autonomie des patients, que ce soit lors des soins ou dans le cadre de la recherche médicale. Cette autonomie peut être déclinée en deux versions : l'une, anglo-saxonne, dans laquelle l'autonomie se conçoit comme la liberté d'avoir des préférences singulières qui se gèrent par la négociation entre les personnes, avec l'aide d'un juge, si nécessaire ; l'autre, française, héritée du Siècle des Lumières, dans laquelle l'autonomie implique le respect de devoirs universels envers les autres et envers soi-même, comme membre de l'humanité. Dans les deux cas, ce principe d'autonomie s'oppose au principe de bienfaisance qui a imprégné la pratique médicale pendant pratiquement deux millénaires. Ainsi aujourd'hui, le consentement dans la pratique médicale peut se définir comme une relation médecin-malade particulière dont il faut définir les attentes, le contenu, la mise en oeuvre et les limites[7]. Cette approche est d'autant plus nécessaire lorsqu'il s'agit du consentement d'une personne fragile, vulnérable et que la décision médicale s'effectue au sein d'une relation asymétrique opposant un savoir et une technique à un non-savoir[8][9].

Les propos du Dr. Louis Portes, alors Président de l'Ordre National des Médecins, en 1950, sont encore dans toutes les mémoires. Celui-ci déclarait lors d'une communication à l'Académie des Sciences Morales et Politiques : *"Le*

---

[7] G. RIGO. Le consentement, support du contrat entre le malade et le médecin. Med. et Hyg. 1986, 44 : 2008-2013.

[8] M.H. PARIZEAU. Le consentement, en pratique. Med. et Hyg. 1986, 44 : 2002-2004.

[9] A. FAGOT-LARGEAULT. Information et consentement. Actes, Ordre National des Médecins, 3° Congrès International d'Ethique, Paris 9-10 mars 1991, 68-70.

consentement éclairé du malade n'est, en fait, qu'une notion mythique. Le patient, à aucun moment, ne connaissant au sens exact du terme, vraiment sa misère, ne peut vraiment consentir ni à ce qui lui est affirmé, ni à ce qui lui est proposé, si du moins, nous donnons à ce mot de consentement sa signification habituelle, d'acquiescement averti, raisonné, lucide et libre"[10]. Ces propos, qui, aujourd'hui, seraient qualifiés de paternalistes, ont néanmoins le mérite de poser clairement la question. Ils conduisent à s'interroger sur la nature réelle du consentement que formule un patient en état de vulnérabilité, et qui plus est, se trouve en situation d'infériorité sur le plan du savoir et de la compétence en raison de données médicales et scientifiques de plus en plus complexes. Et si ces propos marquent leur époque, ils n'en expriment pas moins une interrogation qui perdure aujourd'hui dans les pratiques de soins : que signifie le recueil du consentement face à des patients fragiles, particulièrement lorsqu'il s'inscrit dans une logique administrative ou juridique loin du sens vivant de la relation médecin-patient, dans laquelle ce dernier s'en remet, encore et toujours, parfois même aveuglement, à l'avis de son médecin ?

A l'inverse, à la même époque se développait, outre-atlantique, une vision plus imprégnée de juridisme et de culture nord-américaine, qui établissait le consentement comme un absolu, témoignant de la réelle prise en compte de l'autonomie et du respect de la personne. Ce point de vue faisait néanmoins débat, cette approche pouvant avoir comme visée de protéger plus le médecin ou les institutions de soins et de recherche que le patient[11]. En effet, l'idée sous-jacente était que, dès lors qu'un patient avait consenti dans le cadre d'une démarche contractuelle, il endossait la responsabilité de ses choix.

---

[10] L. PORTES. Du consentement du malade à l'acte médical. A la recherche d'une éthique médicale, Masson, 1964, 155-176.
[11] C. HERVE, M. WOLF. Relation médecin-malade : soigner ou se protéger ? La traversée de l'Atlantique par la responsabilité médicale. Press. Med. 1998, 27: 1387-1389.

Loin de cette vision nord-américaine, l'approche de la médecine française a reposé jusque dans les années 1970, sur le principe selon lequel le malade disposait, essentiellement, de deux "libertés" : le choix du médecin et le refus de soins[12]. La première est considérée – encore aujourd'hui, et nonobstant les obstacles qui, de fait, en limitent l'exercice - comme la part de choix dont le patient dispose réellement. Une fois effectué, ce choix détermine un processus de confiance entre le médecin et son patient et amène ce dernier à accepter de fait ce que le praticien lui "ordonne". La notion de confiance comme ciment de la relation médecin-patient ne contredit en rien l'exigence de qualité pour cette relation, y compris aujourd'hui. Et Louis Portes précisait sa pensée en déclarant : *"tout patient est et doit être pour lui (le médecin) comme un enfant à apprivoiser, non certes à tromper –un enfant à consoler, non pas à abuser - un enfant à sauver, ou simplement à guérir à travers l'inconnu des péripéties"*. Le propos, à l'époque, ne choque pas plus que le précédent, alors qu'aujourd'hui il apparaît comme "irréel" dans un contexte de politique volontariste d'éducation à la santé, d'information du patient, source de meilleure compliance, de participation des associations de malades à la recherche biomédicale, et de vote d'une loi, le 4 mars 2002, relative aux droits des patients.

Depuis les années 1980, paternalisme et condescendance sont réputés avoir disparu de la pratique médicale. La relation médecin-malade fait partie intégrante de la démarche thérapeutique. La confiance et le respect, qui sont à la base de la relation qui se noue entre deux personnes autonomes, déterminent la réussite du traitement. L'information et le consentement éclairé du patient en sont des données capitales. En effet, même malade, chaque individu demande à être considéré avec respect et dispose du droit de participer aux décisions importantes qui conditionnent son avenir. Le consentement éclairé d'un patient ne peut être obtenu que dans

---

[12] P. VERSPIEREN. Liberté du malade et consentement aux soins, revue Laennec, 1983, 3-4 : 4-7.

le cadre d'une information claire et adaptée à la situation du malade, fournie par le médecin. Les risques et les enjeux du traitement doivent être exposés au patient, tout en veillant à ne pas éveiller d'angoisse en lui. Le médecin remplit là une mission de conseiller, qui lui interdit de prendre une décision en lieu et place du patient. Il n'est, non plus, nullement demandé au patient de décider seul de la marche à suivre. Mais il doit exprimer clairement sa participation au traitement qui lui apparaît le plus adapté à sa situation. Le consentement éclairé consiste en une approbation d'une démarche thérapeutique, en toute connaissance de cause. C'est une association explicite du malade et du médecin contre la maladie.

Mais la médecine actuelle fait, de plus en plus souvent, appel à l'intervention de spécialistes d'une grande technicité. Une des craintes résultant d'interventions répétées de protagonistes différents est un relâchement des liens qui unissent le médecin à son patient. Seul un médecin de famille est en mesure de connaître le vécu d'un patient, son contexte social, psychologique et médical. C'est d'ailleurs ce qui fait la force du lien relationnel qu'ils sont, alors, en mesure d'établir. Or, le morcellement des prises en charge, rendu nécessaire par l'évolution du processus de soins, fait que tous les intervenants ne sont, évidemment, pas en situation d'établir un tel lien. On pourrait alors craindre que la relation médecin-malade ne s'en ressente. Il est donc indispensable de veiller à ce que cette relation ne soit pas envahie par la technique, et, dans le contexte du travail en équipe ou dans celui d'un réseau de santé, de s'assurer que le patient bénéficie d'un interlocuteur privilégié et responsable au nom du groupe.

Evolution de la relation médecin-patient et du consentement dans le cadre de la prévention : une médecine de plus en plus prédictive

La nature de la relation médecin-patient évolue également, dans la mesure où la médecine devient de plus en plus préventive, voire, prédictive, et que dès lors, le médecin se trouve face à des personnes, non plus souffrantes, mais, dans l'instant, bien-portantes.

L'évolution actuelle de la médecine permet en effet, de plus en plus, d'accéder à la connaissance des sources mêmes des dérèglements susceptibles d'entraîner telle ou telle pathologie : on identifie l'origine génétique d'une maladie, on isole la molécule responsable de telle autre, on définit le rôle majeur d'un facteur de risque... La prise en charge médicale a ainsi, de plus en plus, comme finalité, de chercher à éviter des maladies, en dépistant une prédisposition ou en se protégeant d'un facteur de risque. Il s'agit donc d'une médecine qui prend en compte la mesure du risque encouru et qui, en fonction de ce risque, propose aux patients des recommandations en termes de mode de vie et de suivi médical. Ce faisant, l'action médicale vise, d'abord, à influer sur l'environnement sanitaire des "malades" potentiels, soit à travers leurs activités (contrôle alimentaire, activité physique, activité sexuelle...), soit par voie médicamenteuse (contraception, contrôle de la tension artérielle, traitements hypolipémiants,...), soit à travers leurs choix de vie (par exemple, en cancérologie, ou dans le cadre des maladies neurodégénératives). Le médecin doit alors s'interroger sur le sens de son action, sur l'information qu'il donne et sur les enjeux de la prise de responsabilité individuelle des patients face à des choix de vie et de restriction éventuelle de libertés[13].

---

[13] H. ALLEMAND. La lutte contre les épidémies : convaincre ou contraindre ? Edition Ordre des médecins 3ème congrès international d'éthique médicale, Paris, 9-10 mars 1991, 302-306.

Mais, si la société adhère aux succès et aux exploits de la médecine curative, elle regarde parfois d'un œil plus circonspect cette évolution vers une médecine prédictive et préventive, souvent accompagnée de restrictions, plus ou moins supportables, à l'exercice des libertés. Quel peut être, alors, le rôle du médecin dans un tel contexte ? Au premier chef, celui d'un conseiller avisé : il informe, explique et oriente. Il ne peut davantage imposer à un "bien-portant" une logique de prévention qu'il ne peut imposer un traitement à un malade. Il est cependant de son devoir de convaincre du bien-fondé de son propos. La relation médecin-patient ne peut, dans ces conditions, demeurer identique à ce qu'elle était. Il n'est plus question ici de combattre une maladie ou une souffrance manifeste. Le médecin éduque et informe sur un ou des facteurs de risque, mais ne peut compter que sur une libre adhésion à ses recommandations. Et quel que soit le degré de nuisance des choix effectués par les patients, la liberté individuelle de chacun se doit d'être préservée. La limite est ténue entre la morale, l'entrave à des libertés individuelles et cette nouvelle forme de médecine visant à réguler des comportements dans une logique de prévention. En effet, contrairement à la médecine préventive, entendue au sens traditionnel du terme, la médecine prédictive est individuelle et personnalisée.

Il est intéressant de constater que dans une perspective historique, chronologique, la médecine, de curative, est devenue préventive, et finalement prédictive, alors que désormais, dans la pratique médicale, elle peut être conduite à suivre un chemin inverse, la prédiction précédant la prévention, qui, elle-même, précède la thérapie. La médecine prédictive est donc une médecine d'alerte. Elle alerte un individu sain sur ses fragilités. Elle lui permet, ainsi, de se prémunir par des soins appropriés, de suivre une hygiène de vie et d'alimentation adéquate, de choisir un métier conforme à ses aptitudes physiques, et l'incite à effectuer, périodiquement, des tests de dépistage, avant même l'apparition des premiers symptômes, afin d'être en mesure d'entreprendre, le plus précocement possible, les démarches nécessaires.

Le médecin est ainsi conduit à faire des propositions qui interfèrent parfois fortement avec le mode de vie des personnes:
- la pratique régulière d'un exercice physique aux dépens d'autres choix concourant à l'épanouissement ou au bien-être psychologique de la personne concernée,
- l'abandon de la contraception orale chez des femmes hypertendues, hypercholestérolémiques… démarche de nature à perturber la sexualité et la vie de couple,
- des normes alimentaires restrictives, qui constituent autant de mesures en interrelation avec les modes de vie d'une famille et les traditions socioculturelles ethniques ou régionales,
- la prise de médicaments imposant de nouvelles habitudes ou contraintes, et qui ne va pas sans répercussions sur l'image que le patient peut avoir de lui même, surtout s'il en conclut à un statut de "malade potentiel" alors que, particulièrement en prévention primaire, il n'est porteur d'aucune pathologie.
- la réorganisation de sa vie familiale et professionnelle, en fonction d'une potentialité de pathologie évolutive, particulièrement dans le domaine neuromusculaire ou en ceux qui sont susceptibles d'entraîner des altérations des capacités psychiques.

Une telle évolution nécessite d'analyser comment intégrer, au sein de la relation médecin-patient:
- la qualité de l'information et de l'éducation à la santé offerte, sachant qu'elle est à la base de la prise de responsabilité individuelle. Ceci doit amener à considérer les éléments objectifs qui peuvent être exposés aux patients et l'esprit dans lequel cette démarche doit être opérée, en prenant soin de prendre en compte autant les aspects bénéfiques que les incertitudes induites par le caractère préventif de la thérapie, en particulier en termes de bénéfice individuel.
- le risque d'ingérence dans la vie des patients et la détermination des limites à respecter dans un champ qui interfère avec la liberté des personnes. Le clinicien s'inscrit alors dans une réelle démarche de médiation, destinée à rechercher l'acceptation

et l'adhésion des personnes à la démarche médicale, tout en respectant leur autonomie et leurs choix.
- le respect de la volonté du patient et son droit de refus.

Les droits du patient de ne pas savoir, ou de ne pas souhaiter modifier son mode de vie, sont en effet au cœur de la question. Le discours médical doit intégrer le fait que la norme médicale n'est pas forcément universelle, qu'elle n'est qu'une norme parmi d'autres et recèle des incertitudes. De son côté, le patient a ses propres codes et ses propres visions de son corps, de sa vie et de ses choix. L'information du patient ne saurait donc reposer uniquement sur l'exposé de résultats scientifiques et de "dogmes" médicaux qui en découlent, mais sur la confrontation de ces éléments avec les arguments que le patient pourrait avancer, en particulier par rapport à son mode de vie.

Ainsi, la question de l'information ne doit pas être abordée sous l'angle de l'exposé unilatéral d'un discours médical scientiste, mais sous celui d'un dialogue avec le patient, avec la capacité d'aboutir au compromis parfois nécessaire. Un double risque pourrait, sinon, découler d'une attitude trop rigide [14]:
- d'une part, le renforcement de positions exacerbées de certains groupes de patients se revendiquant comme différents, qui peut conduire jusqu'au refus d'adhésion à toute démarche de prévention,
- d'autre part, une attitude médicale dogmatique et normative qui viserait à considérer les personnes ne rentrant pas dans un moule prédéfini, comme "hors normes", voire comme "prenant des risques" et donc, à terme, comme "irresponsables", évolution sémantique dont la conséquence pourrait être, dans un contexte de contraintes économiques, la restriction de l'accès à certains soins pour ces catégories de patients (modalités différentes de remboursement des soins, conditions spécifiques

---

[14] G. MOUTEL. Prévention des pathologies métaboliques et cardio-circulatoires: les enjeux de l'information et de l'éducation à la santé dans la prise de responsabilité des patients. Courrier de l'Arcol et de la société française d'athérosclérose, 1999, 2 : 4-9.

d'accès à des techniques rares ou coûteuses, comme les greffes d'organes...).

C'est sous l'emprise de normes et d'une vision trop rigides que pourrait apparaître un dérapage idéologique de la prévention dans lequel, comme le souligne Malvy[15], du concept du souhaitable on passerait à celui de l'obligatoire. Convaincre, sans contraindre ni exclure, revient donc, pour le médecin chargé d'informer ses patients, à admettre qu'il confronte sa pratique et son discours à des styles de vie différents. Il se doit, donc, d'inscrire cette démarche dans le temps et ne pas en rester au concept initial d'une information standardisée et univoque pour tous les patients. Il doit aujourd'hui rentrer dans une vision plus globale d'éducation, cette dernière étant définie comme une action visant à former et à instruire, tout au long de la vie, en intégrant l'unicité et la spécificité de chaque personne, avec, pour objectif, son épanouissement. L'OMS rappelle d'ailleurs, en ce sens, que l'éducation pour la santé doit être perçue comme un outil de liberté et de responsabilité, consentie et pertinente, dont la finalité doit être, avant tout, le bien être des personnes.

L'information seule ne suffit pas. Sa diffusion doit s'accompagner d'une compréhension des comportements, afin d'être en mesure d'interagir sur eux. L'objectif est d'aider chaque patient à mieux appréhender son état de santé et de tout mettre en œuvre pour contribuer à l'adoption, librement consentie du nouveau comportement nécessité par l'état de santé. Ceci implique de faire appel au jugement des personnes et à leurs ressources propres.

Dans cette démarche, le médecin ne peut, aujourd'hui, se comporter en acteur solitaire. Il est contraint de s'ouvrir au monde extérieur et d'en intégrer les réalités et les contraintes économiques, sociales et culturelles spécifiques... qui lui permettront d'inscrire la prévention médicale dans la réalité

---

[15] D. MALVY. L'éthique à l'épreuve de la prévention, Ethique et thérapeutique, J.M. MANTZ, P. GRANDMOTTET, P. QUENEAU, Presse universitaire de Strasbourg, 1998, 131-177.

quotidienne des individus. C'est donc la place du médecin dans la cité qui doit être reconsidérée, pour que, à terme, la question de la prévention, trop souvent abordée sous le seul prisme de l'information donnée lors d'une consultation médicale toujours trop brève, soit intégrée à une approche plus globale visant à construire une véritable culture de santé par des actions de terrain et de proximité.

Ainsi l'évolution de la médecine doit répondre à des questions dont les réponses ne sont pas intuitives. Elles méritent d'être débattues au sein de la profession, mais également avec l'ensemble de la population. Si chaque situation et chaque patient sont uniques, les réponses à apporter à leurs questions sont certes individuelles, mais aussi collectives, en ceci qu'elles sont attenantes à des principes généraux de conduite, partagés et acceptés, régissant les rapports des individus dans la société.

Entre choix individuels et choix collectifs : la participation des citoyens, nouveau paradigme des choix de santé

Traditionnellement, une connaissance médicale ou scientifique nouvelle ne mérite de figurer dans le corpus des professionnels que si elle reçoit l'aval de la discipline concernée représentée par ses pairs. Cependant, aujourd'hui, le corps social et les patients, demandent, de plus en plus, d'être associés aux choix à opérer dans le domaine de la santé, face à l'explosion des connaissances, des outils diagnostics et thérapeutiques. Il existe une forte évolution liée à la demande sociale, puisque, désormais, le public et les patients, mais aussi les associations de patients (relais médiatiques des citoyens) demandent à être informés et à choisir en regard des alternatives possibles et des stratégies de santé, que ce soit au niveau individuel ou collectif. Cette évolution est d'ailleurs entérinée en France par la loi du 4 mars 2002 relative aux droits des malades, qui fonde le principe de démocratie sanitaire, nouvelle étape dans l'historique des relations entre professionnels de santé et patients[16].

Au cours des années 1980, l'émergence d'un puissant courant médical, au sein de l'éthique médicale, en faveur d'une approche plus consensuelle de la médecine, a, progressivement, fait du patient un associé des prises de décision grâce à l'exigence d'une information de qualité, nouvelle base fondamentale de la relation soignants-soignés et d'un consentement de plus en plus, et de mieux en mieux, fondé. Ce constat laisse donc supposer qu'un renforcement de la communication au sein de la relation médecin-patient visant à un réel partage d'informations (y compris sur des éléments de plus en plus techniques ou complexes relevant, historiquement,

---

[16] Loi n°2002-303 du 4 mars 2002 relative aux droits des malades et à la qualité du système de santé. Journal Officiel de la République Française, 5 mars 2002, 4118-4158.

de la seule compétence des professionnels) serait à l'origine d'un nouveau mode d'acceptabilité des pratiques de soins et de recherche. Pour les mouvements associatifs de patients, le simple fait de consentir préalablement à un soin ou à une recherche ne suffit plus. Leurs membres demandent à être informés, durant tout le déroulement des soins et des recherches, sur les ajustements des objectifs, leurs conséquences et les suites théoriques ou pratiques qu'ils impliquent, pour les patients, dans leur engagement aux cotés du professionnel.

Le concept de démocratie sanitaire s'inscrit dans le mouvement des conférences citoyennes et tend à transposer les principes de la démocratie au champ de la santé. Cette évolution des processus d'information et, par là même, de consentement, conduit à s'interroger sur ce concept de démocratie sanitaire, qui fait du profane un acteur central dans des choix complexes. Ceci doit conduire à s'interroger sur la compétence du profane, à décider au même titre qu'un professionnel, en regard de l'évolution de l'appropriation des connaissances médicales par le public. Face à des situations cliniques complexes ou délicates (compréhension du patient difficile, mise en danger de sa personne), ou face à des choix de santé publique (vaccinations, dépistages, mise à disposition d'organes…), le médecin revendique, légitimement, un droit d'agir, parfois au dépens du respect du concept d'autonomie. En revendiquant ce droit, le médecin se trouve, parfois, en porte-à-faux par rapport à une obligation de consentement, dont la violation est de plus en plus sanctionnée en vertu d'un concept juridique qui s'immisce, ainsi, dans la relation médecin-patient, quoique de nature bien différente de la visée éthique et morale à laquelle se rattache la médecine. La force donnée au principe du respect de l'autonomie du patient s'applique donc, de plus en plus, à des actions liées à la prévention et aux choix de politiques de santé dans lesquelles l'individu apparaît de plus en plus "libre". On peut légitimement se demander si, avec la longue liste des droits ainsi étendus, sans devoirs en regard, ni limites apparentes à l'exercice de ces droits, on n'ouvre pas la "boîte de Pandore" permettant, certes, aux patients d'user légitimement de leurs droits, mais, aussi, d'abuser de leur nouvelle qualité "d'usagers", dans une logique individualiste. C'est ainsi s'interroger sur la remise en cause de principes de solidarité, historiquement acquis dans notre pays, comme les vaccinations obligatoires, les dons d'organe *post mortem* avec consentement présumé, les visites médicales obligatoires pour un jeune enfant dans le cadre de la protection de l'enfance...

Parler de "démocratie sanitaire", c'est accepter d'appliquer à une pratique professionnelle un principe de gouvernance, avec ses conséquences. La première conséquence est de mettre le consentement des patients en position de force, face à des choix qui touchent à la santé publique et pour lesquels le refus d'implication d'un sujet peut être préjudiciable à la collectivité. Ceci entraîne comme seconde conséquence un risque de remise en cause des choix que les professionnels établissent, en vertu d'une capacité de décision fondée sur un savoir, une connaissance scientifique, et une compétence acquise au service des patients. La troisième conséquence tient au caractère et à l'ampleur des nouveaux pouvoirs reconnus aux patients dans les choix d'orientation du système de santé : la logique de la démocratie sanitaire pourrait ainsi conduire à faire droit aux demandes de lobbies ou groupes de pression, ou à donner libre cours aux fantasmes d'usagers, passant outre les avis argumentés et validés des professionnels. Il y a donc, *in fine*, une évolution considérable des processus de décisions, qui renforce certes les droits légitimes des patients, mais qui sous-tend, également, une possibilité de dérive, entraînant des choix aléatoires, en dehors de toute rationalité médicale et en particulier de toute logique de santé publique. Le médecin perdrait ainsi toute possibilité de répondre à un aspect essentiel de sa mission ayant trait au maintien du délicat équilibre entre la demande individuelle et l'exigence du bien commun.

Un renforcement du pouvoir d'un consentement individuel n'intégrant plus les notions de solidarité, ni les principes rationnels de la médecine, pourrait déboucher, de fait, sur un recul des valeurs communes fondatrices et fédératrices. Une telle évolution valorise, dans une société plurielle, ce qui sépare et non ce qui unit, et ce serait suggérer, en fin de compte, que l'on peut opposer "liberté contre liberté", chacun étant renvoyé à son système de référence. A travers ces interrogations, c'est donc bien l'existence d'une médecine fondée sur des valeurs partagées par tous qui est en jeu. C'est, en effet, ouvrir la voie à des médecines spécifiques, à des groupes d'influence quels qu'ils soient, communautés religieuses ou de pensée, ou communautés d'intérêts. C'est le sens même de la médecine qui se trouverait, alors, mis en cause.

La réponse est dans le respect intégral du contrat qui impose au médecin de prendre en compte les valeurs culturelles, familiales, religieuses de son patient, et de les intégrer à sa démarche médicale, dès lors que ces éléments participent à une logique de soins, ne remettant pas en cause les principes fondamentaux de la médecine (guérir, sauver, prévenir, éduquer). Mais ce contrat doit aussi admettre que, lorsque ces principes fondamentaux sont en cause, la médecine soit à même de revendiquer des actes ne s'appuyant pas sur le consentement des personnes, en en rendant compte à la société, en toute transparence, et en en assumant la totale responsabilité.

Ce fondement hippocratique de la médecine est rappelé par Hans Georg Gadamer dans Philosophie de la santé[17], pour qui l'éthique de la responsabilité est venue, en médecine, mettre en cause l'éthique de la conviction. La santé est en effet une notion complexe et non pas seulement un bien de consommation rapporté au seul domaine marchand, dans lequel chacun n'en ferait qu'à sa guise. Elle appartient aussi au domaine symbolique et culturel, régi par des règles collectives établies au fil du temps. C'est ainsi que l'on se doit de demander si, en consentant à des soins remboursés par la collectivité, le citoyen ne consent pas obligatoirement à un système, dans son ensemble, en acceptant alors les règles, sanitaires, bien entendu, mais aussi,

---

[17] H.G. GADAMER. Philosophie de la santé. Grasset, 1998, 20-82.

économiques et sociales. Si la démocratie sanitaire évolue ainsi, alors, elle donnera à la médecine l'élan nécessaire pour progresser sur la voie du bien commun. Si, à l'inverse, elle favorisait la dérive vers un consentement que l'on pourrait qualifier "d'individualiste", donnant, en toute circonstance, la priorité aux choix individuels, elle pourrait être *in fine* déresponsabilisante, retirant à la collectivité et aux professionnels la possibilité de trancher sur des arguments validés[18]. Un système de santé qui reposerait, ainsi, sur des données consuméristes liées aux choix individuels, loin des notions complexes et des représentations du lien social républicain, serait alors contraire à la visée éthique, définie par Paul Ricoeur[19] comme "*la visée de la vie bonne, avec et pour autrui, dans des institutions justes*". La loi relative aux droits des malades et à la qualité du système de santé, si elle débouchait sur une prééminence des droits des individus au détriment du bien commun, serait alors une loi de régression éthique.

Une des réponses à ces questions relève de la qualité de l'instruction publique, qui fera que les individus auront ou non conscience des notions liées à la santé, dans ses composantes individuelles, mais aussi collectives. Pour ce qu'elles ont de rationnellement fondées, les connaissances scientifiques s'opposent aux savoirs profanes pétris de croyances ou de peurs. La médecine est une institution régie par des normes qui lui sont propres, mais qu'il convient d'expliquer aux patients, et dont il s'agit même de débattre avec eux. Pour être menée à bien, cette entreprise de partage de connaissance et d'élaboration d'objectifs communs, requiert le concours des professionnels de l'éducation et celui des médias, non pas pour la mise en scène d'une médecine de l'exploit médiatique, mais pour une pédagogie claire, loyale et intelligible de la médecine du quotidien. C'est à cette condition que les citoyens évolueront de l'état de consommateurs, attendant passivement la satisfaction de leurs attentes et de leurs requêtes, à celui d'usagers responsables,

---

[18] G. MOUTEL. L'an I de la démocratie sanitaire. Le Courrier de l'éthique médicale 2002, **2** : 45-48.
[19] P. RICOEUR. Soi-même comme un autre. Le Seuil, 1989, 25-57

capables de replacer les besoins en santé de chacun dans le cadre plus large de ceux de la collectivité.

Ce n'est que dans la mesure où il inclura ces principes d'actions de formation et d'information, que le modèle d'ouverture pédagogique de la médecine aux citoyens pourra s'inscrire dans une perspective "d'instruction publique". Il s'agit d'un combat pour les lumières et contre toutes les formes d'obscurantisme, combat pour que, dans l'esprit du public, la terre tourne effectivement autour du soleil et non l'inverse. Un combat jamais terminé... La valorisation du consentement en médecine devrait passer, préalablement, par des actions visant à promouvoir l'éducation de la population et l'organisation du débat social, par une réelle politique de transparence, d'information, mais aussi de prise en compte des mécanismes de compréhension, de désir ou de peur de l'opinion publique, du fait même que la vie des individus qui la compose est souvent impliquée, en premier lieu, par les conséquences des décisions prises.

Dans ce modèle, il faut parler du corps et de sa complexité, parler, aussi, des risques associés aux évolutions de la médecine et des nouvelles biotechnologies et rejeter la logique d'un principe de précaution, qui, mal appliqué et mal compris, peut laisser croire au mythe du risque zéro en médecine.[20] Il faut, dès lors, savoir ne pas confondre risques objectifs et risques subjectifs. Les premiers sont décrits et analysés par les scientifiques, qui évaluent les probabilités de concrétisation de certains événements et identifient des facteurs de risque. Les seconds sont faits des fantasmes que les individus créent, indépendamment de toute référence à des savoirs attestés et objectifs. De la même façon, quand elles contribuent à rétablir un climat de confiance, les actions de formation et d'information concourent à différencier le risque perçu du risque objectif. Une

---

[20] G. MOUTEL, C. HERVE. Les risques d'une application aveugle du principe de précaution en médecine : Nécessité de prendre en compte les acquis de l'éthique médicale dans l'élaboration du droit de la santé. Press. Med. 2001, 30 n°3 : 125-128.

fois dissipées les émotions et les croyances qui troublent son jugement, le patient, le citoyen, sera davantage en mesure de prendre des décisions rationnelles, incluant les données de santé collective.

Le corps médical ne peut donc se retrancher derrière son savoir et sa technique. Il doit s'impliquer dans la gestion de questions éthiques chargées d'une puissante symbolique, liées à l'évolution des connaissances et des pratiques médicales. Ce constat est aujourd'hui d'autant plus nécessaire que le progrès scientifique et médical, ne va pas sans ses zones d'ombre, (génétique, clonage, devenir de la recherche sur l'embryon, égalité d'accès aux soins, prise en charge de la douleur, devenir des personnes âgées...) qui, dans la meilleure des hypothèses, intriguent, et dans la pire, inquiètent Il y a là des choix de société, en fonction desquels la responsabilité de l'acte médical est engagée (mise en œuvre de nouvelles technologies, sécurité sanitaire, politique de dépistage, couverture des soins...). La crédibilité de la médecine auprès du public implique donc l'autonomie du discours médical et l'exercice de la responsabilité du praticien, seuls moyens réels de régulation d'actions ayant, avant tout, pour objectif la santé des personnes, quels que soient le contexte ou les pressions environnantes.

Ainsi, alors qu'un discours médiatique, entretenu par certains scientifiques, pourrait consister à ne présenter la performance technologique que sous ses angles spectaculaires et positifs, il est du devoir de la profession médicale d'en souligner aussi les inconvénients, les limites, voire les dérives, et de les exposer publiquement et préalablement (et non a posteriori) à la réalisation des choix. Un discours qui laisse croire, en permanence, que les choix sont établis sur des certitudes, débouche immanquablement, aux premiers échecs, sur une attitude de rejet et de défiance à l'égard du corps médical, mis au pilori pour n'avoir pas joué son rôle de vigile et de garant de la santé des individus. Une attitude de rejet et de suspicion à l'égard du progrès médical qui ne pourrait être qu'une source de régression.

L'émergence du juridique dans le consentement en médecine : naissance d'un débat

Alors que la médecine intègre le consentement dans un cadre relationnel intuitif - parfois émotionnel - et le considère comme une action de partage avec le patient, une source d'échanges d'information, et un moyen d'accompagnement, le droit le cantonne dans un cadre contractuel visant à régir la pratique médicale.

En France, jusqu'en 1936, la relation médecin-malade était considérée comme un simple échange entre deux personnes, et gérée en référence à deux articles du Code Civil de 1804 traitant de la responsabilité individuelle : l'Art.1382 selon lequel "Tout fait quelconque de l'homme qui a causé à autrui un dommage, oblige celui par la faute duquel il est arrivé à le réparer ", et l'Art. 1383 selon lequel "Chacun est responsable du dommage qu'il a causé, non seulement par son fait, mais encore par sa négligence ou son imprudence". Ce n'est qu'en 1936, qu'un arrêt du 20 mai – "Arrêt Mercier" - définit la nature du lien existant entre un médecin et son patient : "Il se forme entre le médecin et son client un véritable contrat comportant, pour le praticien, l'engagement, sinon, bien évidemment, de guérir le malade (ce qui n'a d'ailleurs jamais été allégué), du moins de lui donner des soins, non pas quelconques, mais consciencieux, attentifs et, réserve faite de circonstances exceptionnelles, conformes aux données acquises de la science ; que la violation, même involontaire, de cette obligation contractuelle est sanctionnée par une responsabilité de même nature, également contractuelle".

Ces textes n'ont pas, au premier chef, une finalité médicale. Ils sont établis pour définir la responsabilité du médecin en cas de conflit, responsabilité engagée en cas de violation du contrat liant le médecin à son malade ou à l'institution de soins, et sur le seul fondement d'un manquement à l'obligation de moyens, à

l'exclusion de toute obligation de résultat. Le consentement s'immisce ici, dans cette approche juridique, comme un des critères de validité du contrat, définis dans le Code Civil. Quatre critères sont ainsi établis :
- Le consentement de la partie qui s'oblige
- La capacité de contracter (Médecin diplômé, inscrit au Conseil de l'Ordre ; patient, majeur juridiquement capable)
- L'objet certain qui forme la matière de l'engagement (obligation de moyens et secret professionnel, pour le médecin, obligation de payer l'acte, pour le patient)
- La cause licite, dans l'obligation : le but thérapeutique légitime le pouvoir du médecin de porter atteinte à l'intégrité physique du patient.

Dans ce cadre, il est précisé que le consentement doit être libre, conscient et éclairé. De plus, toujours dans cette logique juridique, cette approche contractuelle a amené à dire qu'un refus de consentement doit être consigné par écrit, comme le mentionne, le 7 Novembre 1961, la Cour de Cassation,. Enfin, concernant les caractéristiques de l'information de nature à éclairer le consentement, la Chambre civile de la Cour de Cassation souligne le 21 Décembre 1961, qu'elle doit être "simple, approximative, intelligible et loyale ". Plus récemment, le 14 Octobre 1997, elle était qualifiée comme devant être "loyale, claire, appropriée". La loi du 29 juillet 1994 relative au respect du corps et celle du 27 juillet 1998 portant création d'une couverture maladie universelle, aboutissent à une nouvelle rédaction de l'Art. 16-3 du Code Civil, qui précise : "Il ne peut être porté atteinte à l'intégrité du corps humain qu'en cas de nécessité médicale pour la personne. Le consentement de l'intéressé doit être recueilli préalablement, hors le cas où son état rend nécessaire une intervention thérapeutique à laquelle il n'est pas à même de consentir"

Ce cadrage, par le droit, du consentement en médecine implique la mise à disposition d'une information, dont les règles sont, également définies. En 1959, la Cour de Cassation précisait que cette information devait être exempte de dol, c'est-à-dire qu'aucun fait susceptible de conduire le patient à ne pas consentir ne devait lui être caché. Puis il a été précisé que cette information devait être délivrée au cours d'un entretien individuel, et porter sur l'état du malade, les investigations et les soins qui lui étaient proposés[21], ainsi que sur leur utilité, leur urgence éventuelle et les autres solutions possibles[22]. Concernant son caractère exhaustif et les conséquences potentielles de l'acte, il était admis que l'information pouvait se limiter aux risques normalement prévisibles (Cass. Civ., 17 Novembre 1969), adaptés à la nature de l'acte (Cass. Civ., 1981). Mais le Conseil d'Etat, par deux arrêts publiés en l'an 2000[23], a précisé que lorsqu'un acte médical comporte un risque de mort ou d'invalidité le patient doit en être informé. Le seul fait que les risques ne se réalisent qu'exceptionnellement ne dispense pas le praticien de son obligation, ceci afin d'offrir au patient des conditions qui permettent de recueillir son consentement éclairé. La loi du 4 mars 2002[24], tout en maintenant cette position, en atténue quelque peu la portée en précisant que seuls les risques fréquents ou graves, normalement prévisibles, doivent être portés à la connaissance du patient.

Le consentement est donc, en droit, l'un des critères essentiels de validité du contrat. Or le médecin, dans sa culture et sa formation, a appris que sa légitimité à intervenir repose avant tout sur le but thérapeutique de l'intervention. Faute de cette légitimité, le droit rappelle, d'ailleurs, que le thérapeute redeviendrait un individu relevant des règles du droit pénal, car il porte atteinte à la personne humaine et à l'intégrité de cette dernière. Dans la logique médicale, le consentement n'apparaît qu'en second rang par rapport à ce premier impératif thérapeutique. Or, le droit, a tort ou à raison, pourrait laisser croire aux cliniciens que la logique du consentement primerait sur toute autre logique, faisant, par là, naître tensions et, parfois,

---

[21] Code de Déontologie, Art. 35.
[22] Code de Santé Publique L. 1111-2.
[23] Conseil d'Etat. 5 janvier 2000 et 17 mai 2000.
[24] Loi du 4 mars 2002, relative aux droits des patients, Journal Officiel de la République Française, 5 mars 2002, 4118-4158.

incompréhensions. Ceci est, en grande partie, sous-tendu par le fait que l'application pratique des règles juridiques est complexe et, souvent, contraire à la nature de la relation qui s'établit entre médecin et patient. Suivre la logique juridique d'information et de consentement apparaît, dans certaines situations, préjudiciable au bien-être du patient. Si, dans certaines situations le patient souhaitera être informé complètement, y compris des risques vitaux, autant, dans d'autres cas, il ne le souhaitera pas, ou le médecin jugera en son âme et conscience que le patient n'est pas à même psychologiquement de recevoir toutes les données ou de les comprendre. Qui plus est, la logique juridique reviendrait à parler, à tout moment, de l'incertitude ou du risque, alors que le patient attend de la part du médecin un discours d'espoir et de réassurance. Ceci ne signifie pas que le médecin revendique un droit à "ne pas dire", mais il revendique un droit à la modulation subtile et progressive, que le droit ne semble pas lui permettre.

L'incompréhension de la vision juridique du consentement en médecine est renforcée par le fait, qu'en pratique quotidienne, la question du consentement formalisé ne se pose pas, en tant que telle, avec un patient. Ce concept ne donne lieu à une formalisation concrète dans la relation médicale que dans des situations fort rares pour la grande majorité des cliniciens (recherche biomédicale, interventions à risque majeur, ou cas, très particuliers, de dons d'organes chez donneurs vivants, de projets de couple en procréation médicalement assistée, ou d'étude génétique des caractéristiques d'une personne). Le consentement est donc, dans la majorité des cas, implicite, lorsqu'un patient rencontre un médecin et adhère à une démarche de soins. Le concept de contrat est, en pratique, absent de la relation symbolique qui s'installe dans une consultation. Un tel formalisme n'y aurait d'ailleurs pas sa place, car la logique première du médecin est d'être dans l'oralité et la relation, afin d'écouter, d'examiner, puis de proposer des investigations pour diagnostiquer, et enfin d'organiser des soins pour guérir. Si la consultation devenait un lieu de contractualisation, le formalisme serait permanent, dévoreur de temps et, finalement, de nature à altérer la démarche médicale.

La subtilité et la fragilité de la relation médecin-patient ont d'ailleurs été prises en compte dans l'Arrêt Hédreul, du 25 février 1997. Dans cette affaire, la Cour de Cassation a cassé et annulé le jugement d'une Cour d'Appel concernant une coloscopie avec ablation de polype, à la suite de laquelle le patient avait présenté une perforation intestinale. Dans un premier temps, la Cour d'Appel avait débouté le patient, en estimant que celui-ci devait apporter la preuve que le médecin ne l'avait pas averti de ce risque de complication, suivant en cela une jurisprudence constante depuis l'Arrêt Mercier de 1936. La Cour de Cassation, dans son arrêt, affirme, certes, que le médecin est tenu à une obligation particulière d'information vis-à-vis de son patient ; elle affirme également qu'il incombe désormais au médecin de prouver qu'il a exécuté cette obligation (créant ce que l'on a appelé l'inversion de la charge de la preuve, qui n'incombe plus au patient). Néanmoins, il faut noter que la Cour intègre la réalité de ce qu'est le déroulement d'une consultation, en précisant que les modalités de la preuve restent libres et que, selon son Arrêt du 14 octobre 1997, la preuve de l'information peut être faite par tous les moyens, hormis les cas où une disposition légale spéciale impose un mode de preuve particulier (comme le recueil d'un consentement écrit, par exemple, dans la recherche médicale, ou pour les prélèvements d'organes chez donneurs vivants). Ces modalités sont énumérées : ce peut être, certes, l'écrit, mais aussi les témoignages, les présomptions (bonne tenue du dossier médical, outils d'information à disposition des patients, durée des consultations, nombre de consultations, nombre d'avis médicaux…), les aveux ou les serments. Est ainsi reconnue, y compris par le droit, l'impossibilité de faire rentrer la relation médecin-patient dans un formalisme juridique et contractuel univoque. Il apparaît nécessaire de permettre que puisse être intégrées les spécificités individuelles de chaque patient, et d'adapter la démarche médicale au cas par cas.

Les conséquences néfastes de cet arrêt auraient pu être multiples. La première, en obligeant les soignants à prouver que l'information a bien été donnée, serait d'entraîner un passage quasi-automatique du consentement oral au consentement écrit. Cette tendance s'était d'ailleurs amorcée, dans les structures de soins, dès 1998, suite aux décisions de justice, avant de régresser, grâce aux efforts conjoints de magistrats et de médecins[25]. La seconde serait de transformer le climat de confiance de la relation médecin-patient en une relation marchande. Cette tendance, bien connue aux Etats-Unis, pourrait avoir pour dérive de faire de la responsabilité médicale un acte qui repose, en premier, sur le consentement, et non plus sur le but thérapeutique. La troisième serait la transformation du patient en un consommateur de biens et de services, face à un médecin devenu fournisseur et répondant, à travers le consentement, à la demande du patient. Cette approche est contraire à nos traditions, et contraire à la volonté d'éviter une dérive commerciale de la santé, avec ses impacts négatifs sur les systèmes de financement de la santé et de protection sociale, qui nécessitent que les praticiens ne soient pas soumis, dans le choix de leurs actes, à la demande consumériste des patients.

Il faut donc œuvrer pour une modulation des principes juridiques d'information et de consentement, tout en incitant les professionnels de santé à améliorer leur mode de communication, et refuser toute attitude déloyale, qui ne pourrait être, en tout état de cause, que l'apanage de professionnels peu scrupuleux. Le XXIe siècle voit ainsi l'avènement d'une médecine accordant une place de plus en plus importante à l'accès du patient aux données le concernant, et répondant, en cela, à la demande sociale. Dans ce contexte, s'inscrit, depuis 2002, la possibilité, pour le patient (majeur et juridiquement capable) d'accéder désormais librement au contenu de son dossier médical. Néanmoins cette conquête des droits du patient ne doit pas faire oublier que l'information ainsi délivrée peut, dans certaines situations, porter préjudice aux personnes, particulièrement aux plus vulnérables, et que le médecin reste

---

[25] P. SARGOS. Information et consentement du patient. Bull. Ordre Méd. 1999 janvier 1999:10-12.

seul garant, non seulement de ce qu'il faut dire ou ne pas dire, mais surtout de comment il faut le dire et à quel moment.

L'évolution historique de la place du consentement dans le droit de la santé souligne donc combien le droit des individus de ne pas subir d'atteinte à leur corps est un droit fondamental, fort heureusement reconnu dans les sociétés occidentales, Dans sa relation avec le médecin, la personne peut renoncer à ce droit en consentant à se faire soigner, mais elle a également la possibilité de refuser la prise en charge qu'on lui propose. Le droit à l'inviolabilité de la personne est un droit absolu. L'autodétermination de la personne, qui découle de son autonomie, est, en toutes circonstances, la règle qui prévaut.

Mais le niveau d'autonomie apparaît modulable en fonction des approches. Dans la tradition anglo-saxonne, chacun est maître absolu de son corps, et chacun agit au mieux de ce qu'il pense être ses intérêts, avec sa part de subjectivité[26]. Un traitement médical et, *a fortiori*, un acte de recherche réalisé contre le gré de la personne constitue une violation de son autonomie, sauf cas particuliers, dans l'urgence, ou dans le cas des personnes incapables. Dans ce cadre, la logique de l'autonomie, poussée à l'extrême, l'emporte même sur l'obligation de préservation de la vie. Elle est, en cela, différente de celle héritée des sociétés latines, où l'on considérait que, justement, au nom de l'inviolabilité, on pouvait imposer un traitement lorsque, en le refusant, les malades violaient leur propre intégrité et agissaient contre leurs intérêts, ou lorsque le principe de préservation de la vie entrait en jeu. C'est le fond même du débat sur la légitimité d'un respect absolu du choix de membres de sociétés de pensée ou de sectes religieuses refusant tel ou tel acte médical, et notamment la transfusion sanguine. Dans la perspective anglo-saxonne, le principe de l'inviolabilité constitue le socle de la confirmation de l'autonomie, prise dans un sens quasi absolu, tandis que dans la tradition de la

---

[26] W. EDWARD. Le consentement au traitement, Santé mentale au Canada, mars 1983, 8-11.

civilisation latine, le principe du respect de la vie humaine et le sens attribué à l'inviolabilité peuvent permettre la préservation de la vie et de la santé de la personne, même contre son gré. On assiste, en France, en particulier depuis la loi du 4 mars 2002 relative au droit des patients, à une évolution de ces concepts juridiques, renforçant l'autonomie juridique des personnes, ainsi que la reconnaissance du consentement comme clef de voûte de toute action médicale.

Le droit de refuser un soin est reconnu, en France, depuis les années 1950, mais, en parallèle, on reconnaît aussi le droit, pour le médecin, d'accomplir un acte indispensable à la survie du malade et proportionné à l'état de ce dernier, après avoir tout mis en œuvre pour le convaincre. La nouveauté, due aux récentes évolutions de la loi du 4 mars 2002, tient à la forte insistance marquée sur la nécessité du consentement, préalablement à tout acte médical, avec, à la clé, une formule, assez elliptique, employée à propos des situations dans lesquelles le refus de soin met en jeu la vie de la personne : "Le médecin doit tout faire pour la convaincre de recevoir les soins indispensables". Ainsi, la légitimité, pour le médecin, de pratiquer l'acte proportionné et indispensable à la survie du patient, n'apparaît plus clairement. La société privilégie donc une tendance au renforcement de "l'autonomie" du patient, et un mode de gestion individualiste de sa santé par chacun. Alors que, jusqu'ici, la communauté médicale et la collectivité étaient responsables de la santé des citoyens, au nom de règles communes et d'une conception de l'Homme, élément d'une communauté garante de sa santé, l'évolution actuelle revient à remettre en cause le fait que des règles soient acceptées par tous. C'est ainsi que peuvent se développer des tendances, déjà amorcées, comme la remise en cause du caractère obligatoire de décisions de santé publique jugées bénéfiques pour l'ensemble de la collectivité. Ainsi pourraient être sapées les bases mêmes de l'action publique dans des domaines comme ceux de la protection maternelle et infantile, de la prévention épidémiologique ou encore de la médecine scolaire et de la médecine du travail : toutes actions imposées au nom de la santé publique et du bien-être collectif, et se traduisant par une perte de liberté individuelle, au nom de l'intérêt général. Va-t-on vers une remise en cause de ces actions publiques, entreprises en vertu d'une certaine conception du bien commun, au nom d'une résurgence du consentement comme absolu incontournable ?

Cette conception sans nuances du consentement pose également question dans le cadre de refus de soins. Faut-il, au nom de l'autonomie, remettre en cause des règles d'exercice de la médecine, fondées avant tout sur la nécessité de soigner et de porter assistance, dans une logique de respect de l'homme, en tant que tel. Ou alors faut-il admettre le principe du respect absolu de convictions et d'exigences individuelles, fût-ce, éventuellement, au détriment de soi-même et des autres ? Peut-on, enfin, toujours ne voir, dans un patient, que l'instance de la personne, alors même que son psychisme est sous l'emprise de la maladie ou de la souffrance ? C'est là tout un débat sur une acception universelle de la médecine, et c'est à travers ces questions qu'il convient de réfléchir à la juste place du consentement dans les pratiques médicales.

Information et consentement : fragilité d'un lien essentiel

L'information du patient fait partie intégrante de la relation médecin-malade et constitue le préalable à toute démarche de consentement. Obtenu sans information préalable, un consentement est considéré comme contraire aux règles sociales, morales et juridiques. Le caractère éminemment spécifique de cette information, et le fait qu'elle soit dispensée dans le cadre, tout à fait unique, de la relation médecin-patient qui conduit une personne à s'en remettre à une autre pour soulager sa souffrance, justifie son encadrement par un ensemble de règles qui, pour le médecin, constituent une réelle obligation à l'égard de son patient. Il est, aujourd'hui, de la responsabilité du groupe social de valider ce cadre, offrant au patient les garanties qu'il est en droit d'attendre, et lui fournissant des moyens de recours contre le médecin qui négligerait son devoir.

L'obligation d'informer: un concept à préciser dans sa mise en application

Au-delà des règles et des formalismes, la réception de l'information fait appel à la compréhension du sujet. On peut ici vraiment parler de *compréhension*, au sens étymologique du terme : le patient "prend avec" lui les éléments qu'on lui donne, les confronte à son histoire, à ses appréhensions, et construit de sa maladie une représentation avec laquelle il va pouvoir vivre et faire des choix avec le médecin. On comprend donc que les éléments d'information ne sont pas, nécessairement, des données médicales. Tout l'art du médecin est de trouver les mots et les images qui "parleront" au patient, de ne pas tomber dans des travers techno-scientifiques et de donner une information adaptée à la spécificité de l'individu, à son vécu. C'est là toute la différence entre une information univoque, standardisée, juridique et normative, et une information entrant dans un acte de relation et de soins. La manière dont les patients décrivent leurs antécédents de santé, ou bien la façon dont ils parlent de leur maladie, témoigne de ce décalage entre la représentation qu'ils en ont avec les mots qu'ils emploient, et le discours qu'un tiers extérieur pourrait en avoir. Là réside toute la difficulté de l'information, sur laquelle, pourtant, la collectivité fait reposer la légitimité du consentement.

Nombre de recommandations, nationales et internationales, traitent de l'obligation, faite au praticien, d'informer son patient, En fait, celle-ci, et ses modalités d'application, repose essentiellement sur le code de déontologie médicale[27]. Il est ainsi édicté que : *"Le médecin doit, à la personne qu'il examine, qu'il soigne ou qu'il conseille, une information loyale, claire et appropriée, sur son état, les investigations et les soins qu'il lui propose. Tout au long de la maladie, il tient compte de la personnalité du patient dans ses explications et veille à leur compréhension.*
Toutefois, dans l'intérêt du malade et pour des raisons légitimes que le praticien apprécie en conscience, un malade peut être tenu dans l'ignorance d'un diagnostic ou d'un pronostic grave, sauf dans le cas ou l'affection dont il est atteint expose les tiers à un risque de contamination.
Un pronostic fatal ne doit être révélé qu'avec circonspection, mais les proches doivent en être prévenus, sauf exception, ou si le malade a préalablement interdit cette révélation ou désigné les tiers auxquels elle doit être faite."

Tout semble dit dans cet article... à ceci près qu'il laisse la porte ouverte à toutes les interprétations. Une des premières est de savoir qui est à même de juger que l'information a été bien donnée, c'est-à-dire, selon la jurisprudence, qu'elle a été "simple, approximative, intelligible, et loyale". C'est là l'essence de la communication entre malade et médecin qui est exprimée en termes juridiques. Pour les médecins (exception faite des dérives, ou des cas d'espèce, lorsque la médecine tend à se

---

[27] Code de déontologie médicale français. Art. 35, code de 1995.

rapprocher d'une logique commerciale), ces termes appliqués à la qualité de l'information vont de soi. Mais là où les juristes parlent d'information, les médecins parlent de relation. En effet, la nature du dialogue, entre un médecin et un patient, vise à élaborer une relation dont la finalité est d'aider le patient. Le but premier n'est pas d'informer, mais de recueillir, par l'anamnèse et la clinique, les éléments d'orientations diagnostiques et thérapeutiques, en donnant au patient le moyen d'exposer ses malaises et d'exprimer sa demande. En fait, ce que l'on appelle "l'interrogatoire médical" doit être simple et intelligible, car il est à la source d'une bonne démarche de soins, donc d'une bonne médecine, prônée dans les principes hippocratiques[28] bien avant de l'être dans la logique juridique.

Se pose alors la question de savoir qu'elle est la finalité de l'information. Deux types principaux de comportement peuvent être retenus, dans la pratique médicale, selon qu'il y a réellement un choix à faire entre différentes possibilités diagnostiques et/ou thérapeutiques. Il n'y a, le plus souvent, qu'une démarche possible, reconnue et validée par la médecine. L'information n'a donc pas pour finalité première de faire un choix (à l'exception de celui du refus de soins), mais a pour objet l'explication du "pourquoi" et du "comment" de la proposition médicale, pour que le patient en comprenne les raisons et les finalités, qu'il fasse part de son assentiment et de ses réserves, sollicite les aides éventuelles dont il a besoin, et puisse organiser sa vie en conséquence. Il s'agit là d'une information, essentiellement, d'ordre médical et social avec pour objectif, la qualité des soins. La valeur même de l'acte médical ne peut être, en effet, que renforcée par l'implication de la personne dans une démarche d'éducation à la santé, démarche qui améliore la compliance, la prévention et les taux de guérison[29].

---

[28] Serment d'HIPPOCRATE
[29] G. MOUTEL, C. HERVE. Accès aux soins, accès aux droits et éducation à la santé : les enjeux de la prise en charge globale des patients. Press. Med. 2001, 30, 15 : 740-744.

Dans les cas d'alternatives diagnostiques ou thérapeutiques, l'information s'inscrit, en revanche, dans une démarche de choix où, en théorie, après avoir été informé, le patient peut opter pour une proposition, plutôt qu'une autre. Mais a-t-il, réellement, la capacité de ce choix? Malgré les efforts entrepris par la profession médicale sur le plan pédagogique, il faut bien admettre que, devant la complexité des données, le patient s'en remet, le plus souvent, au médecin et à sa compétence professionnelle. Choisir peut, en effet, lui apparaître comme une démarche trop lourde de conséquences qu'il ne souhaite pas prendre à sa charge, d'autant qu'il se sait incompétent. L'inégalité du savoir - "C'est vous qui savez, docteur !" - et l'absence de maîtrise des éléments du jugement, débouchent alors sur une délégation donnée au médecin, qui oriente la décision du patient C'est donc la confiance, plus que la connaissance, qui fonde le choix du patient. Réserver cette responsabilité aux seuls patients pourrait, d'ailleurs, être la source de dérives dont ils seraient loin de retirer un bénéfice. Choisir pour autrui, c'est, aussi, de la responsabilité du médecin, responsabilité d'ordre moral, avant d'être d'ordre juridique. Ceci revient à voir, dans un patient, sa double facette : d'abord le sujet, doué de raison et de volonté autonome, qui a la capacité d'agir mais aussi le patient fragile, privé du savoir et, ce faisant, dans l'impossibilité de percevoir la finalité des choix.

L'information n'est qu'une facette d'un acte de relation reposant, avant tout, sur la confiance implicite

La valeur morale du contrat doit puiser sa légitimité dans la qualité de la relation qui se tisse entre le médecin et son patient. Etre responsable, en tant que soignant, c'est décider, en son âme et conscience, en fonction de ses connaissances et des données acquises de la médecine, puis accepter de répondre, devant l'autre - et les autres - (le patient et la collectivité) de ses actes. Cette responsabilité est l'essence même de la fonction médicale. La relation à l'autre en est le fondement.

Fonder la légitimité de ce contrat sur la seule information et sur le consentement est illusoire. Ce serait méconnaître l'importance de la confiance implicite qui se tisse entre médecin et patient. Le médecin agit au nom d'une compétence reconnue par la collectivité, et qui est la base, en retour, de la confiance accordée. Le droit du patient au respect de l'intégrité de son corps est un droit fondamental. La société reconnaît aux seuls médecins le droit de violation de cette intégrité, dans le cadre d'une démarche de soins et/ou de recherche clinique. Cette dérogation est certes liée à l'expression du libre consentement, mais parce qu'il est malade, parce qu'il souffre et doute, le patient peut s'en remettre totalement à la décision du médecin. Le consentement ne saurait donc affranchir le médecin de ses responsabilités, morale et juridique. Au-dessus du pouvoir qui lui est ainsi conféré, se situe le principe supérieur du respect du corps humain et de la personne. La relation thérapeutique ne peut se concevoir en dehors de cette obligation et de cette responsabilité.

Pour éviter que ne s'installe le "fait du prince", expression plus ou moins consciente d'intérêts particuliers - du médecin, du chercheur, ou du système de santé - faisant fi des intérêts propres des patients, il est nécessaire de réaffirmer avec force le principe qui fonde le métier de soignant : considérer l'autre comme un autre soi-même. L'éthique de la responsabilité se trouve donc réaffirmée, en amont des droits, des devoirs et des lois. Elle se présente comme le fondement de l'acceptabilité sociale des pratiques. Le débat sur les évolutions des droits des patients doit s'inscrire dans cette dynamique, base d'un partenariat entre usagers et professionnels, et non source de revendication d'une égalité illusoire. La finalité médicale de l'information n'est donc pas réductible au recueil d'un consentement. Elle a pour finalité de permettre au patient d'exprimer ses besoins et au médecin d'y répondre. Ceci souligne la nécessité d'une information adaptée à chaque patient, évitant le recours à des procédures d'information stéréotypées, sortes de parcours fléchés obligatoires dans lesquels les situations spécifiques et les questions individuelles ont peine à trouver place.

En cas de conflit, la traçabilité et la qualité de l'information donnée sont devenues des enjeux de transparence de la pratique médicale. C'est en ce sens que la Cour de Cassation, par l'Arrêt Hédreuil (arrêt Cousin) du 25 Février 1997[30], a opéré un renversement de jurisprudence, en imposant au médecin la charge de la preuve, quant à la nature et aux modalités de cette information. Ainsi, c'est aujourd'hui aux praticiens d'apporter la preuve des moyens mis en œuvre pour délivrer une information et attester de sa nature. La loi sur les droits des patients est venue, en Mars 2002, rappeler cette obligation. De son côté, l'Agence Nationale d'Accréditation et d'Evaluation en Santé (ANAES) en France, avait diffusé, en Mars 2000[31], des recommandations concernant "l'information du patient", mettant pertinemment en valeur que, si obligation il y a, il serait vain de prétendre pouvoir y satisfaire en l'absence de toute réflexion éthique. Cette réserve est d'importance, tant le risque d'une information normative ne prenant pas en compte l'individu dans sa singularité irait à l'encontre de la nature même de la relation médecin-patient. C'est en ce sens que la diffusion d'outils d'information "prêts à utiliser", dont le contenu, établi sous un angle trop juridique, amenant à avoir davantage le souci de protéger le médecin ou l'institution, que le patient lui même, est contestable.

L'évaluation de l'aptitude du patient à recevoir l'information ne peut être, en effet, que laissée à la sagacité et à la conscience du praticien. Or, c'est là un élément central de la modulation de l'information au sein de la relation, l'oralité tenant alors plus de place et ayant plus de sens que l'écrit. Cela s'impose d'autant plus qu'un état d'anxiété, voire, parfois, de dépression, lié à la maladie, diminue notablement les aptitudes cognitives d'un patient. Un patient anxieux a besoin d'explications adaptées à sa capacité d'appréhension.

---

[30] Cour de Cassation, arrêt Hédreul, 25 février 1997, Paris.
[31] ANAES, recommandations concernant "l'information du patient", mars 2000.

La nature et les modalités mêmes de présentation de l'information en revêtent d'autant plus d'importance : elles demandent à être d'autant plus affinées que l'anxiété est grande. L'impact émotionnel des termes employés augmente avec l'état de fragilité généré par la maladie et la souffrance qui l'accompagne. Plus le patient est fragile, et plus il semble inaccessible, plus il est important de veiller au choix des termes et des rythmes d'accession, dans la dispense de l'information. Lors du colloque singulier médecin-patient au cours duquel - dans le cadre du secret médical - le premier donne les explications qu'il juge nécessaires, et répond aux questions du second, le facteur "temps" est un élément essentiel ; mais là où le patient a parfois besoin d'une durée, la pathologie et les contraintes professionnelles incitent, elles, à la rapidité. C'est, parfois, à la fin de l'entretien, que le patient pose, alors, "la" question essentielle. Evasive ou trop rapide, la réponse peut être, alors, d'autant plus traumatisante. On voit là combien la "temporalité" est une donnée essentielle de la relation à l'autre.

Le problème est d'autant plus complexe lorsqu'on s'éloigne du colloque singulier traditionnel. Ainsi, en va-t-il avec un patient mineur, ou encore un majeur protégé. Historiquement, la tendance spontanée a toujours été d'informer les proches du patient, hors de sa présence, au motif invoqué de lui éviter le choc psychologique d'un entretien direct. Ce qui se traduisait par une caricature d'information donnée à l'entourage, hors de la chambre du patient, debout dans un couloir. L'évolution de la relation médicale a, au contraire, permis de démontrer qu'il est bénéfique, pour un tel patient, d'éviter de parler de sa pathologie hors de sa présence. Le sujet se sent reconnu comme digne d'intérêt et s'implique d'autant plus dans son traitement. Ce qui permet aussi la prise en compte de ses réactions et, donc, d'informations complémentaires. Dans les cas où c'est l'aptitude même du patient qui est en cause (âge extrême, déficience intellectuelle, confusion mentale, démence, ...) la question du degré de perception et de compréhension se pose avec une particulière acuité. Cependant, des travaux poursuivis au cours des dernières décennies témoignent d'une certaine capacité d'aptitude à recevoir des informations[32]. On ne peut, dès lors, envisager de ne donner aucune information à ces patients... pas plus, d'ailleurs, qu'on ne peut les considérer comme valablement informés, et en situation de donner un consentement éclairé.

La facilité peut conduire à n'ouvrir et n'entretenir le dialogue qu'avec les personnes chargées légalement d'assister le mineur ou l'incapable majeur. Une seconde approche, prenant en compte l'humanité de la personne malade, enfant ou adulte, quels que soient son âge ou sa situation clinique, impose, au contraire, d'entretenir avec elle, un dialogue adapté en présence du représentant légal. Ce faisant, c'est bien d'une recherche du consentement de la personne malade dont il s'agit, en conformité avec l'esprit d'un choix de société par lequel les tuteurs et curateurs sont mandatés, essentiellement, pour la gestion et la protection des biens des personnes concernées. Dans le domaine spécifique de la pédiatrie, il s'agit, véritablement, d'une reconnaissance de l'enfant en tant que personne, qui permet de fonder des choix sur une construction réellement tripartite entre parents, enfants et médecins.

Ce n'est qu'en l'absence de représentant légal, ou en cas de désaccord, que la justice peut être saisie. Nécessaire, cette voie ultime de recours n'en est pas moins l'expression d'un échec relationnel, auquel il conviendra de redonner un sens, par la suite, dans une démarche de soins à reconstruire, sans pour autant exclure les proches. C'est pour cette raison que, avant d'en arriver à cette situation, la réunion du conseil de famille, a pu être proposée. Le médecin y participe, à titre consultatif. Mais la représentation des droits de la personne incapable dans le cadre de cette structure ne va pas sans soulever un certain nombre de questions. Comment les intérêts du patient y sont-ils traités ? Sa parole ou encore ses volontés antérieures sont-elles prises en compte ? A qui appartient la décision en cas de divergences ? Comment sont gérées les situations où les intérêts

---

[32] Consentement éclairé et information des personnes qui se prêtent à des actes de soin ou de recherche. Avis N°58 du CCNE (Comité Consultatif National d'Ethique), France, 12 juin 1998.

du groupe priment ceux de l'individu ? Ces questions sont d'autant plus importantes que la composition du conseil de famille n'est précisée par aucun texte ni aucune instance sociale. A l'heure actuelle, la définition de l'entourage d'un patient est encore pragmatique, notamment, au sein de certains services de gériatrie, d'unités de soins palliatifs ou en réanimation. Elle repose sur une sorte de descriptif de l'entourage habituel du patient, parental ou non. Affectivement proche du patient (ou du moins perçu comme tel par l'équipe soignante et les médecins), cet entourage est, de fait, parfois consulté ou informé des décisions médicales. Il ne participe pas, cependant, au processus de consentement, au sens juridique du terme, puisque (exception faite pour les représentants légaux, en pédiatrie), il est dépourvu de tout reconnaissance juridique lui conférant cette légitimité.

Certaines propositions tendraient à privilégier comme interlocuteur, en particulier pour le soin et la recherche en réanimation, un seul membre de la famille : celui considéré comme le plus proche. Il pourrait consentir, d'un point de vue juridique, ce qui, à ce jour, n'a jamais été accepté, en lieu et place de la personne. On perçoit bien la difficulté de désignation d'une telle personne (selon quels critères ?), et les limites de sa légitimité. Deux problèmes conceptuels demeurent : sur quels fondements, et selon quelles règles, peut-il être légitime de consentir pour autrui à l'atteinte portée à son corps ; et qui peut avoir une telle légitimité ? Dans une démarche de soins, l'atteinte portée au corps, en l'absence de volonté du sujet, peut se concevoir au nom de l'intérêt supérieur de préservation de la vie et de l'obligation d'assistance à personne en danger. Mais, dans ce cas, pourquoi la volonté d'un proche devrait-elle se substituer à celle d'un médecin porteur d'une mission de soin dans le cadre de règles professionnelles, établies et contrôlées par la société? Dans une démarche de recherche, la situation est d'une toute autre complexité, dans la mesure où l'intérêt du patient n'est pas toujours premier, selon que le protocole de recherche ait été établi avec ou sans bénéfice attendu pour le patient. Un tiers peut-il avoir cette légitimité de choix ? Qui le désigne ? Selon quelles modalités et sous quels contrôles ? Dans une société républicaine et démocratique, où la collectivité a en charge la protection des plus faibles, ne serait-ce pas à la puissance publique (au juge par exemple, conseillé par l'expertise médicale et sociale) d'en définir les modalités, avec les garanties d'indépendance, d'absence de conflit d'intérêt et de transparence des procédures appropriées ?

Enfin, se pose la question de la place respective de l'oralité et de l'écrit dans cette relation complexe qui se noue autour de l'information et du consentement. Essentiellement orale, jusqu'à une époque très récente, la relation médecin-patient se voit aujourd'hui confrontée à une montée en puissance de l'écrit. Cette évolution a pris corps, en France, en 1988, avec la loi Huriet[33] sur la recherche biomédicale, le législateur souhaitant, par l'écrit, rendre plus solennel l'acte de consentement, soulignant ainsi son caractère différent de celui d'une habituelle démarche de soin. Puis, en 1994, les lois dites de bioéthique ont étendu cette obligation à l'ensemble des domaines de la médecine que la société considère comme sensibles[34] : les tests génétiques, la procréation médicalement assistée, le don d'organe chez les donneurs vivants, le diagnostic prénatal... Limitée initialement à des situations particulières, cette procédure a, progressivement, été élargie à l'ensemble de la pratique médicale. Il s'est ainsi opéré un glissement vers une relation d'ordre administratif, mettant en oeuvre une logique juridique propre à dénaturer la relation orale entre les patients et les médecins, ne serait-ce qu'en raison du temps pris par cette démarche au sein d'une consultation, mais aussi, souvent, de l'inadaptation de la procédure au contexte, à la culture ou à la compréhension des patients.

---

[33] Loi de Protection des personnes se prêtant à la recherche biomédicale, dite loi Huriet-Sérusclat. Journal Officiel de la République Française, 1988.
[34] Lois de bioéthique du 29 juillet 1994 : Loi n° 94-653 relative au respect du corps humain et Loi n° 94-654 relative au don et à l'utilisation des éléments et produits du corps humain, à l'assistance médicale à la procréation et au diagnostic prénatal. Journal Officiel de la République Française, 1994.

Ce glissement s'est inévitablement accéléré, avec la décision de 1997 de la Cour de Cassation[35], opérant un renversement de jurisprudence en imposant au médecin la charge de la preuve, quant à la nature et aux modalités de l'information dispensée. La réaction immédiate des professionnels fut, alors, de faire signer systématiquement un consentement écrit aux patients, dès lors que l'acte à effectuer leur apparaissait à risque ! Et, sous l'influence des sociétés savantes de médecine, prises au piège de la dérive juridique, les consultations privées et hospitalières se virent envahies de formulaires de consentement, rédigés parfois à la hâte, mais qui, tous, avaient pour objectif de satisfaire à la demande des juges. La peur du procès, le sentiment d'une perte de confiance, ont favorisé l'éclosion de ces documents, dits d'information et de consentement, que l'on demande aujourd'hui au patient de signer, en particulier avant toute intervention comportant un risque, même minime ou rare.

La question de la qualité pédagogique de ces formulaires n'a jamais fait l'objet d'une réflexion approfondie, et leur pertinence, par rapport à l'oralité, n'a jamais été démontrée. Au contraire, l'expérience clinique montre que la signature de ces documents par les patients ne dépasse pas, la plupart du temps, le stade de la formalité, avec, toutefois, pour principale conséquence, d'interrompre un processus de dialogue, davantage porteur. Une "formalité" pourtant, parfois vécue par les patients comme une source d'inquiétude et une manifestation de rupture de confiance avec le médecin, soupçonné de vouloir se dédouaner d'un acte susceptible de comporter des risques que l'institution et les professionnels n'assumeraient plus à ses côtés. Qui plus est, cette imposition au patient du contrat écrit peut être assimilée, symboliquement, à une démarche purement commerciale, dénaturant le sens d'une médecine qui se voudrait hors du marché et des lois de commercialisation du corps humain.

Dès lors, se pose la question du bien-fondé de l'information du patient selon ses modalités : s'agit-il de protéger le médecin et

---

[35] Cour de Cassation. Arrêt Hédreul, 25 Février 1997.

l'institution, ou d'associer le malade à l'action thérapeutique ? Le Conseil de l'Ordre des médecins, saisi de cette question, a réprouvé cette attitude, qui conduit à suppléer le dialogue par un document écrit, et cela, quelle que puisse être par ailleurs sa valeur sur le plan de l'information[36]. Les magistrats eux-mêmes ont révisé leur position initiale, jugée dangereuse[37], en déclarant qu'un document standardisé, même signé du patient, n'apportait aucune garantie quant à la nature et à la qualité de l'information réelle. Ils ajoutaient que celle-ci pouvait être évaluée par tous moyens (durée des consultations, livret d'accueil, tenue du dossier médical communiqué au patient...). On perçoit donc combien, à travers ces débats, un consentement à un acte thérapeutique apparaît bien plus comme un acte de relation et de sens (prenant en compte la singularité de chaque patient), que comme un acte formel reposant sur des formulations réductrices et sur des logiques parfois plus juridiques que médicales.

Ceci est d'autant plus important à considérer que le consentement peut être lu soit comme un acte statique soit comme un acte dynamique. L'approche statique est caractéristique d'un consentement recueilli, à un moment donné, en vue d'effectuer l'action médicale prévue, sans que par la suite, il n'y ait de retour à un processus d'information ou encore à une re-discussion du consentement dans le temps. C'est ce qui est d'ailleurs reproché aux formes de consentement engageant les patients dans un processus sur plusieurs mois ou plusieurs années, alors qu'il pourrait être proposé d'y revenir à des périodes déterminées, afin de vérifier la permanence des engagements, au fur et à mesure de l'évolution des pratiques de soins[38] et de recherche[39] concernées. C'est là une approche plus

---

[36] Avis du CNOM (Conseil National de l'Ordre des Médecins) sur l'information des patients, 1998.
[37] P. SARGOS. Conférence du DEA d'éthique médicale, Faculté Necker, 2000.

[38] G. MOUTEL. Devenir des embryons conservés en PMA. Developments in the storage of embryos in France and the limitations of the laws of bioethics. Analysis of procedures in 17 storage centres and the destiny of stored embryos. Med and. Law, 2002, 21(3):587-604.

dynamique du consentement, qui devient alors un processus continu, accompagnant chaque rencontre avec un médecin et qui s'inscrit dans la relation et le dialogue. Dès lors, le consentement initial est d'une nature radicalement différente de celui accordé sans conditions de durée. Le contenu même des orientations du soin ou de la recherche auxquelles le patient avait initialement consenti peut être ainsi adapté dans la durée, dans un dialogue permanent. Quelle est, dès lors, la valeur d'une validation par un comité d'éthique d'un processus de soin ou de recherche susceptible de se dérouler sur une durée aléatoire, sans que l'on puisse en connaître toutes les modalités d'évolution, avec ses répercussions possibles par rapport à l'engagement du patient ? Ainsi, considérer les processus d'information et de consentement comme des actes formels, administratifs ou juridiques, ne peut que constituer un artifice social, un blanc-seing pour satisfaire une bonne conscience collective.

L'évolution des outils et des processus d'information des patients: de la relation traditionnelle à la cybermédecine

Des origines de la médecine à l'époque moderne, il a été traditionnellement admis qu'il appartenait au médecin de définir le contrat de soins et les modalités de la prise en charge du patient. Avec l'essor des moyens d'information et l'ouverture à la communication, y compris au domaine scientifique et médical, le XIXe siècle allait modifier les comportements et changer, radicalement, les données du problème. L'apparition de publications spécialisées et d'annonces destinées au grand public dans les grands organes de presse allait mettre, désormais, la santé et l'hygiène, ainsi qu'une certaine vulgarisation du savoir médical, à la portée de tous, au prix de 5 centimes de l'époque. Des produits de consommation courante, comme le chocolat, les huiles, les conserves, se découvrent des mérites sanitaires... avec

---

[39] G. MOUTEL, S. de MONTGOLFIER. Stockage d'ADN et conditions d'utilisation différée. Bio-libraries and DNA storage : Assessment of patient perception of information practice guidelines. Med. and Law, 2001, 20 : 193-204.

la caution du corps médical ! Une marque de chocolat n'hésite pas à commercialiser son produit comme " un remède inventé par un célèbre médecin américain, à ne surtout pas confondre avec les autres charlatans ". Le XXe siècle va marquer l'essor de la place de la médecine dans les magazines. Le *Time,* hebdomadaire d'information générale va ainsi consacrer des pages entières aux faits scientifiques et médicaux. En 1938, il célèbrera ainsi les succès d'Alexis Carrel dans le domaine des greffes de tissus et d'organes. En France, c'est le Comité National de Défense contre la Tuberculose qui a recours à la grande presse pour porter à la connaissance du public les travaux de Calmette et Guérin et la découverte du BCG.

Dès lors, le mouvement ne cessera de s'amplifier avec la multiplication des revues consacrées exclusivement à la santé et destinées au grand public. Ces magazines vont mettre en prise directe les citoyens avec les progrès de la médecine dans tous les domaines, celui, évidemment, des médicaments et du paramédical, mais aussi celui des techniques les plus avancées de la recherche et des pratiques médicales. L'avènement et le développement considérable de l'audiovisuel allaient encore, bien entendu, accentuer cette diffusion du savoir médical.

L'émergence d'Internet allait, une nouvelle fois, modifier radicalement les données du problème en ouvrant, un nouvel espace d'information aux disciplines de la santé et aux données médicales pour les médecins et les patients. En instituant un véritable self-service de l'information, et, qui plus est, de la décision médicale, ce nouvel outil de communication apporte une nouvelle dimension à l'exercice de la médecine, en tant que tel, dès lors que chacun peut collecter des informations, voire, effectuer des démarches diagnostiques et/ ou thérapeutiques, *via* des serveurs sur le Web. Comme l'a écrit le Conseil de l'Ordre des Médecins : "Au confluent de l'informatique médicale et de la santé publique, la cybermédecine constitue une véritable prise en main, par le patient, des dernières données médicales et scientifiques pouvant le concerner"[40]. Une enquête menée aux Etats-Unis en 1999, a révélé que les patients préféraient, à 70%, d'abord s'informer sur Internet. On dénombre, ainsi, sur le Web anglophone, plus de 15 000 sites permettant un accès libre aux patients[41]. En France, selon un sondage CSA réalisé en mai 2000[42], près de 90% des Français font, encore, davantage confiance à leur médecin qu'à Internet en matière de santé. Pour combien de temps ? Un mouvement en faveur d'Internet s'amorce déjà, pour la tranche des 18-24 ans, convaincue, à 60%, de l'intérêt d'une information acquise sur les sites santé en complément de l'information dispensée par le médecin.

Parallèlement à cette évolution, des recommandations, destinées aux médecins, pour l'information des patients, ont été publiées[43]. Ce document a le mérite de réaffirmer la primauté de l'information orale sur l'information écrite, et de rappeler les buts de l'information délivrée par le médecin: éclairer le patient sur son état de santé, lui décrire la nature et le déroulement des soins, lui fournir les éléments lui permettant d'accepter ou de refuser les actes diagnostiques ou thérapeutiques proposés, consolider la relation de confiance avec le médecin et obtenir la participation active du malade aux soins. On constate, néanmoins, qu'au-delà de ces recommandations, aussi indispensables soient-elles, les patients et les familles recherchent une information autre, souvent du domaine de l'écrit, et de plus en plus souvent obtenue et diffusée en dehors de toute relation médecin-patient, en particulier à travers la presse et les sites Internet. Il convient, sans aucun doute, de réfléchir à l'évolution de la relation médecin-patient et des

---

[40] A. CHASSORT. Exercice de la médecine et internet. Rapport du Conseil National de l'Ordre des Médecins, adopté lors de la session du 30 juin 2000.
[41] S.J. DARMONI. Le Guide Internet de la s@nté, MMI éditions (www.mmieditions.com).
[42] Le Quotidien du Médecin, 22/05/2000.
[43] ANAES. Information des patients : recommandations destinées aux médecins. Paris, Mars 2000.

rapports entre la médecine et la société, en regard de cette évolution[44].

L'importance d'un discours médical, validé sur Internet et dans les médias, est donc une nouvelle préoccupation des médecins et des autorités de santé. Au début de l'an 2000, le site du Secrétariat d'Etat à la Santé a présenté le nouveau portail d'accueil, *"sante.fr"*, donnant accès aux différentes adresses Web des organismes et agences officiels du secteur de la santé publique. Cette annonce, faite par la Direction Générale de la Santé, s'inscrit dans une perspective de promotion de la qualité des informations sur la santé.

Au cours de ce même premier semestre 2000, le Conseil National de la Recherche, aux Etats-Unis, a rendu un rapport sur la mise en place de systèmes de soins sur Internet[45]. Il constate que des milliers de sites existent déjà sur Internet, qu'ils soient constitués dans une visée pédagogique, diagnostique, ou thérapeutique, avec possibilité d'achat de médicaments en ligne. Il souligne que, en regard des services proposés, les exigences déontologiques opérationnelles habituelles de la pratique médicale ne sont pas toujours respectées, en termes de compétence professionnelle, en termes de validation des informations, et, enfin, en termes marchands et commerciaux. L'essor considérable des nouvelles technologies, telles Internet, aboutit à une surabondance d'informations dont la validité doit être éprouvée. N'importe qui peut délivrer des données sur la santé, traiter des maladies et des soins, proposer des produits et des services. Le manque de fiabilité des informations, en matière de santé, peut faire courir, au patient non prévenu, de réels dangers. La difficulté est de savoir distinguer ce qui est valable de ce qui l'est moins. C'est pourquoi le respect d'un certain nombre de règles scientifiques et éthiques est indispensable pour la gestion du contenu et l'animation d'un site médical[46][47] :

---

[44] V. HAZEBROUCQ. L'information du patient et le consentement éclairé. Journal de Radiologie, 1999, 80 : 411-412.
[45] Le Quotidien du Médecin, 28/02/2000.
[46] L'esprit et la qualité du site internet. www.inserm.fr/ethique.

- élaboration d'une politique pédagogique, à partir de références (travaux de recherche validés, publications internationales reconnues, rapports officiels) ;
- validation du contenu du site par un comité éditorial et scientifique composé, à la fois de médecins, de scientifiques, de professionnels de la communication et d'utilisateurs ;
- confirmation par des experts extérieurs de la validation des textes mis en ligne ;
- validation de la compréhension du contenu par les utilisateurs ;
- exhaustivité des données, avec une obligation de qualité concernant les liens hyper-textes et l'articulation des différentes contributions sur le site ;
- validation des liens inter-sites, avec rejet des sites dont la légitimité ne serait pas sûre, et dont la validation scientifique des données ne serait pas acquise ;
- mise à jour mensuelle, pour coller au plus près de l'évolution des pratiques et données médicales et scientifiques, ainsi qu'à l'actualité du débat social et à la législation ;
- instauration d'une zone de dialogue avec les utilisateurs.

Ainsi que le souligne le rapport du Conseil de l'Ordre[48], il faut distinguer plusieurs stades de l'information, via Internet. Le plus usuel est celui d'une recherche de l'information, au même titre qu'auprès de n'importe quelle source de vulgarisation. A ce niveau, comme pour tout autre support, la question de la validation, médicale et scientifique, de l'information apparaît fondamentale, et dès lors qu'elle est de qualité, une information sur le Web peut constituer un réel complément du dialogue médecin-patient, établi au cours d'une consultation.

Certains sites vont plus loin, jusqu'à délivrer des conseils personnalisés en fonction du profil des personnes qui se connectent sur Internet. Nous sommes là, ainsi que l'ont souligné

---

[47] G. MOUTEL, M. WOLF, J.P. MENINGAUD, D. BERDEU, C. HERVE. Qualité éthique des publications scientifiques : mythe ou réalité ? Med. Sciences, 2000, 16 : 1-4.
[48] A. CHASSORT. Exercice de la médecine et Internet. Rapport du Conseil National de l'Ordre des Médecins, adopté lors de la session du 30 juin 2000.

plusieurs experts, "à la frontière entre l'information et la véritable consultation en ligne". On peut, dès lors, s'interroger sur le rôle du médecin dans la société et sur la formation qui doit lui être donnée pour exercer son art en regard des attentes du public. Mais dans l'immédiat, l'émergence de la médecine sur Internet pose d'abord, de façon évidente, la question de l'évolution de la consultation médicale traditionnelle et du temps consacré à un patient et à ses préoccupations fondamentales. La relation entre le médecin et son malade, fondamentale dans l'acte médical, peut-elle être modifiée à ce point, sans que soient envisagées les conséquences sur les modalités mêmes de l'exercice de la médecine ? En gommant l'aspect relationnel, comme pourrait le faire craindre une évolution croissante vers la cybermerdecine, ne risque-t-on pas d'appauvrir cette donnée fondamentale, dont on sait qu'elle est humainement complexe et qu'elle se fonde essentiellement dans le concept sociologique "d'attitude" entre deux personnes ? Parler "d'attitude" dans le rapport au malade, c'est reconnaître le rôle central de l'interface dans les soins, et, surtout, comprendre que l'efficacité d'une action médicale dépend en partie de l'attitude du malade à l'égard des soins et des personnes qui les proposent.

En fait, si l'accès à la médecine *via* Internet nous interroge, c'est qu'il nous rappelle opportunément l'importance, peut-être oubliée, de sa dimension relationnelle. L'émergence de la cybermédecine a ceci de positif que, par l'opportunité des questions qu'elle pose, elle nous donne à réfléchir sur la médecine, telle que nous la pratiquons. S'il intègre une réflexion d'ordre éthique sur le sens qu'il prend dans une relation inter-humaine, l'Internet médical, pourra, alors, devenir un formidable outil d'accompagnement des soins et d'éducation à la santé.

Consentement et essais thérapeutiques: enjeux, limites entre soins et recherche, et perspectives d'une démarche éthique

" Je me rappelle nos hésitations, nos scrupules avant la tentative. Nous n'étions sûrs de rien. A tout le moins, on pouvait cependant espérer atténuer les cruelles douleurs qui tourmentaient l'enfant. Nous nous décidons. Pour la première fois dans l'histoire des leucémies de l'enfant, un traitement est tenté. "
J. BERNARD " C'est de l'homme qu'il s'agit "
Editions Odile Jacob, Paris, 1988.

Le passage du soin à la recherche et l'acceptation de l'incertitude

Foucault résume ainsi cette interrogation propre à la médecine clinique confrontée à la recherche : "le problème moral le plus important que l'idée clinique avait suscité était celui-ci : de quel droit pouvait-on transformer en objet d'observation clinique un malade que la maladie avait contraint à venir demander assistance à l'hôpital ? Il avait requis une aide dont il était le sujet absolu dans la mesure où elle avait été conçue pour lui ; et on le requiert maintenant pour un regard dont il est l'objet et l'objet relatif puisque ce qu'on déchiffre sur lui est destiné à mieux connaître les autres"[49].

Le soin, objet premier de la relation médecin-patient pourrait donc, dans un tout autre contexte, céder la place à la démarche scientifique. L'enjeu éthique est alors de ne pas agir dans les situations où ces logiques apparaissent en trop grande tension, et dans les cas où la recherche serait contraire aux intérêts et/ou à la demande du patient. La nécessité d'une information du patient et

---

[49] M. FOUCAULT. Naissance de la clinique, 80-88, PUF 1963.

d'un consentement prend ici tout son sens avec la différenciation de l'intérêt individuel (bénéfice individuel de la recherche), de l'intérêt collectif (retombées pour d'autres patients) et, également, de l'intérêt du chercheur et de la science (amélioration des connaissances, production de savoir scientifique, mais aussi, reconnaissance et prestige des équipes).

Avec la généralisation des essais thérapeutiques, la médecine est entrée dans une phase de plus en plus scientifique. Après avoir été magique, puis contemplative, elle vise désormais à être rationnelle, rigoureuse, fondée sur des méthodologies. L'apparition des statistiques au XVIIIe siècle débouche, progressivement, vers le milieu du XXe, sur leur utilisation en médecine avec, en particulier, les travaux de B. Hill et les essais sur la streptomycine. La randomisation (étude d'un groupe de patients traités en comparaison avec un groupe témoin recevant un placebo) prend son essor dans la seconde moitié du XXe siècle, dans les études randomisées cliniques qui constituent le seul moyen d'augmenter la qualité de la thérapeutique. Certains patients se trouvent ainsi en situation de recevoir le traitement placebo, ou le traitement témoin, en regard de celui à tester. Ceci marque une étape importante dans l'évolution de la médecine. Dès lors, par son consentement, un patient accepte, non seulement, de participer à l'essai sur soi-même d'un nouveau traitement, mais également de ne pas savoir s'il est bénéficiaire potentiel du test effectué ou seulement l'élément témoin. C'est cette évolution que les travaux de B. Hill, en 1948, ont entérinée, avec la mise en place des grands essais sur la streptomycine. Ces essais comparés sont apparus comme un moyen objectif de juger de l'efficacité de nouveaux produits et de nouvelles techniques, de modérer l'enthousiasme que ces découvertes font naître, et de moduler leur prescription à bon escient. La littérature des années 1950 et les travaux de la FDA[50], aux Etats-Unis, soulignent les efforts de persuasion et de réorganisation qu'il a fallu mettre en

---

[50] C. SINDING. Le clinicien et le chercheur, 12-50, PUF 1991.

œuvre pour convaincre, d'abord, les médecins, puis, les patients du bien-fondé de ces études randomisées.

Une des questions centrales du débat a concerné la légitimité du recours à un placebo. Ce débat a perduré depuis et Hervé[51] a montré qu'il ne s'agit là que d'un concept évolutif, en fonction des mentalités et des avancées de la science. Ainsi, ce qui, du point de vue d'un comité de la recherche, était éthique en 1986 - étudier un thrombolytique contre un placebo dans l'infarctus du myocarde - ne l'était plus, en 1987, pour de nouveaux thrombolytiques, ce type de traitement ayant alors suffisamment prouvé son efficacité pour réduire la mortalité liée à l'infarctus.

Parallèlement, s'est aussi posée la question de l'information du patient sur l'utilisation de placebos dans les essais. Une des éléments du débat est de justifier, qu'au nom de la démarche scientifique, le patient reste dans l'ignorance de ce qu'il reçoit effectivement comme produit, nécessité liée à la méthodologie scientifique des essais dits "en aveugle", dans lesquels le patient ne doit pas savoir ce qu'il reçoit, de manière à gommer les effets psychologiques potentiels dans les résultats. Plus avant, dans cette logique, Brody[52] affirme qu'il faut aller jusqu'à cacher l'annonce de la possibilité d'un placebo, si l'on veut réellement tester l'impact du produit en regard du placebo. Par ailleurs, informer le patient sur l'existence d'un protocole avec placebo, a été décrit comme éthiquement problématique, par rapport au bien-être du patient. Ainsi, les travaux de Skovlund[53] montrent que, chez les patients souffrant d'un infarctus du myocarde, le fait de dire à un malade qu'il va peut-être recevoir un produit inactif est susceptible d'aggraver les lésions, à cause du stress occasionné par cette annonce, et de diminuer l'effet du produit actif ! Ces points de vue, acceptés hier, paraissent aujourd'hui

---

[51] C. HERVE, A.M. DUVAL-MOULIN. Pre-hospital use of APSAC, results of a placebo-controlled study. Am. J. Cardiol. 1989, 64 : 30-33.
[52] H. BRODY. The lies that heals : the ethics of giving placebos. Ann. Intern. Med 1982, 97 : 112-118.
[53] E. SKOVLUND. Doit-on dire aux patients qu'ils sont susceptibles de recevoir un placebo ? Lancet (Ed. franç.). Dec. 1991 : 47.

contestés, tant la demande sociale et les pratiques médicales ont changé. Les revendications, depuis les années 1990, sur l'information légitimement due au patient, et la possibilité d'un accès plus large, du public, au discours médical, plaident de plus en plus pour un partage de l'information et un discours de vérité. Parizeau montre d'ailleurs que l'on peut renseigner le patient sans arrière-pensée sur les protocoles avec placebo, à condition que le temps consacré à décrire l'expérience soit suffisant et que l'accompagnement soit de qualité[54].

Accepter l'inclusion dans un protocole, c'est donc accepter de reconnaître les limites des connaissances médicales, ce qui participe d'ailleurs parfois d'une démarche courageuse, tant de la part du public que de celle des médecins. La cancérologie en est un des témoins emblématiques. Historiquement, ce domaine est passé du stade de l'inefficacité thérapeutique à un niveau d'activité où les progrès sont permanents, grâce au caractère omniprésent de la recherche clinique dans la prise en charge des patients. Il n'est en effet pas un domaine de la cancérologie[55] qui, aujourd'hui, de près ou de loin, ne propose aux patients de participer à un essai, le soin et la recherche étant en permanence entremêlés.

La nature même de la relation médecin-malade inclut donc le soin, au même titre que la recherche. Le malade est ainsi malade souffrant, objet de soins et d'attentions particulières, et, en même temps, sujet d'expérience et patient-collaborateur du médecin et de la recherche. Cette évolution, qui s'est développée durant les vingt dernières années du XXe siècle, se retrouve aujourd'hui dans de nombreuses disciplines médicales.

---

[54] M.H. PARIZEAU. Le concept éthique de consentement à l'expérimentation humaine. L'exemple de l'essai contrôlé de la ciclosporine dans le diabète insulino-dépendant. Thèse pour le Doctorat en Philosophie, Université Paris XII, Créteil, 1988.
[55] M.B. ORGERIE. DEA d'éthique médicale et biologique. Les essais cliniques en cancérologie, Faculté Necker Paris, 1992.

L'évolution du consentement à la recherche

La règle du consentement éclairé dans les pratiques de recherche est un principe fondamental de l'éthique médicale. Le recueil du consentement libre et éclairé des sujets se prêtant à des recherches biomédicales est une notion éthique incontournable. La raison essentielle qui justifie cette recherche du consentement est l'autonomie morale et juridique de tout être humain. Ainsi, les patients ne doivent jamais être utilisés comme moyens en vue de fins non acceptées par eux[56][57][58].

Cette autonomie implique une information de qualité[59], elle même sous-tendue par le désir du sujet à être informé[60], sa capacité à comprendre et à manipuler le message informatif [61][62]. Cette dernière n'est pas liée au niveau d'étude[63] et dépend de la faculté de l'expérimentateur à expliquer l'expérience[64].

Cette notion de consentement éclairé existait dans la jurisprudence française avant la seconde guerre mondiale. La révélation des crimes contre l'humanité et particulièrement, les "expériences" "médicales" pratiquées dans les camps de concentration nazis, ont brutalement projeté la notion de consentement sur le devant de la scène : lors du procès de Nuremberg, en octobre 1946, furent jugés 20 médecins qui

---

[56] E. FUCHS. La fidélité dans le consentement. Med. et Hyg. 1986, 44 : 2024-2025.
[57] R. GILLON. Consent, Br. Med. J. 1985, 291: 1700-1701.
[58] C. HERVE. L'éthique en pratique anesthésiologique quotidienne. Agressologie 1990, 31 n°10 : 737-739.
[59] E. SKOVLUND. Doit-on dire aux patients qu'ils sont susceptibles de recevoir un placebo ? Lancet (Ed. franç.) dec. 1991, 47.
[60] R.J. ALFIDI. Informed consent : a study of patient reaction. JAMA 1971, 216 n°8 : 1325-1329.
[61] P.S. APPELBAUM, T. GRISSO. Assessing patient's capacities to consent to treatment. New Engl. J. Med. 1988, 319 n° 25 : 1635-1638.
[62] Société de Réanimation de Langue Française : le consentement éclairé dans les protocoles de recherche en réanimation Réan. Soins Intens. Med. Urg. 1987, 3 n° 3 : 171-172.
[63] F. ROSNER. The ethics of randomized clinical trials. Am. J. Med. 1987, 82 : 283-290.
[64] M. RAPIN. The ethics of intensive care. Intens. Care Med. 1987, 13 : 300-303.

s'étaient livrés, de manière préméditée et planifiée, à des "recherches" sur des prisonniers, dont la plupart étaient morts, des suites des expérimentations. C'est dans le cadre de ce jugement, rendu les 19 et 20 août 1947, que les questions éthiques furent directement abordées. De la réflexion des juges est issu le "Code de Nuremberg"[65], un ensemble de dix réglementations à partir desquelles les conditions dans lesquelles pourront être effectuées des expérimentations médicales sur des sujets humains.

Deux de ces dix articles, le premier et le neuvième, traitent directement du problème du consentement, dans les termes suivants : "Le consentement volontaire du sujet humain est absolument essentiel. Cela veut dire que la personne intéressée doit jouir d'une capacité légale totale pour consentir : qu'elle doit être laissée libre de décider, sans intervention de quelque élément de force, de fraude, de contrainte, de supercherie, de duperie ou d'autres formes de coercition. Il faut aussi qu'elle soit suffisamment renseignée, et connaisse toute la portée de l'expérience pratiquée sur elle, afin d'être capable de mesurer l'effet de sa décision. Avant que le sujet expérimental ne consente, il faut donc le renseigner exactement sur la nature, la durée et le but de l'expérience, ainsi que sur les méthodes et les moyens employés, les dangers et risques encourus, et les conséquences pour sa santé ou sa personne, qui peuvent résulter de sa participation à cette expérience. L'obligation et la responsabilité d'apprécier les conditions dans lesquelles le sujet donne son consentement incombent à la personne qui prend l'initiative et la direction de ces expériences ou qui y travaille. Cette obligation et cette responsabilité s'attachent à cette personne, qui ne peut les transmettre à nulle autre, sans être poursuivie. Le sujet humain doit être libre, pendant l'expérience, de faire interrompre celle-ci, s'il estime avoir atteint le seuil de résistance, mental ou physique, au delà duquel il ne peut aller.

---

[65] Code de Nuremberg, 1947. www.inserm.fr/ethique.

Le Code de Nuremberg a été confirmé et complété à trois reprises. L'Assemblée Médicale Mondiale a ainsi rappelé les principes de Nuremberg à Helsinki, en 1964[66], et à Tokyo, en 1975[67], destinés à guider les médecins dans les recherches biomédicales portant sur l'être humain. Ainsi, dans la Déclaration de Tokyo, l'Art. 9 du premier chapitre insiste sur l'information dont doit bénéficier le sujet expérimental, et sur la nécessité d'obtenir un consentement libre et éclairé. Il insiste également sur la liberté du sujet de pouvoir sortir, à tout moment, de l'expérience. Dans le second chapitre, portant sur la recherche clinique, l'Art. 5 précise que le médecin, s'il estime essentiel de ne pas demander le consentement éclairé du sujet, doit expliquer les raisons spécifiques de cette proposition dans le protocole expérimental, préalablement transmis à un comité indépendant. En 1981, dans la Déclaration de Manille[68], portant sur "la recherche impliquant la participation de sujets humains", l'Organisation Mondiale de la Santé reprend, en les développant, les différents articles définis par l'Assemblée Médicale Mondiale, en 1964 et 1975, en soulignant que l'obtention du consentement éclairé doit toujours être complétée par l'examen éthique, indépendant, des projets de recherche. Ainsi, la validation des procédures de consentement et d'information, par un comité d'éthique de la recherche indépendant, est fortement recommandée.

En Europe, les règles du consentement éclairé ont été précisées dans la Recommandation R.90-3 du Conseil de l'Europe du 6 février 1990. Il y est précisé que "le consentement libre et éclairé du sujet de l'expérience sera recueilli après l'avoir informé de manière adéquate des objectifs, méthodes et bénéfices escomptés, ainsi que des risques et désagréments potentiels, de son droit de ne pas participer à l'expérimentation et de s'en retirer à tout moment". La Recommandation définit les principes concernant la notion de consentement éclairé et traite des situations d'urgence, dans lesquelles le patient est incapable

---

[66] Déclaration d'Helsinki, 1964. www.inserm.fr/ethique.
[67] Déclaration de Tokyo, 1975. www.inserm.fr/ethique.
[68] Déclaration de Manille, 1981. www.inserm.fr/ethique.

de consentir : "Aucune recherche médicale ne peut être effectuée sans le consentement éclairé, libre, exprès et spécifique de la personne qui s'y prête. Ce consentement peut être librement retiré à n'importe quelle phase de la recherche ; la personne qui se prête à la recherche doit, avant sa participation à celle-ci, être avertie de son droit de retirer son consentement. La personne qui se prête à la recherche médicale doit être informée de l'objectif de cette recherche et de la méthodologie de l'expérimentation. Elle doit être informée des risques prévisibles et des inconvénients qu'elle encourt du fait de la recherche proposée. Cette information doit être suffisamment claire et adaptée, de façon à permettre de donner ou de refuser le consentement en pleine connaissance de cause. Nonobstant, dans une situation d'urgence, lorsqu'un patient est incapable de donner un consentement préalable, une recherche médicale ne peut être menée que si les conditions suivantes sont remplies :
- la recherche à effectuer dans le cas de la situation d'urgence doit avoir été planifiée ;
- le plan de la recherche systématisée doit avoir été approuvé par un comité d'éthique ;
- la recherche doit être entreprise pour le bénéfice direct pour la santé du patient.

L'obligation du consentement éclairé dans la recherche biomédicale a été, en France, intégrée dans la Loi 88-1138 du 20 décembre 1988 (dite "Loi Huriet- Sérusclat", du nom des deux Sénateurs, le premier médecin, le second pharmacien, qui en sont à l'origine), relative à la protection des personnes qui se prêtent à des recherches biomédicales. Avant cette loi, un Comité Consultatif National d'Ethique (CCNE) avait été créé, par décret présidentiel, en 1983, avec pour mission d'émettre des avis sur les problèmes moraux soulevés par la recherche médicale et la pratique médicale actuelle, avis destinés à éclairer une éventuelle intervention législative.
L'objectif de la loi était d'intégrer les principes élaborés au plan international et de dépénaliser la pratique des essais sur l'homme. Cette modification législative était nécessaire, car le Code Pénal précise qu'il ne peut être porté atteinte à l'intégrité

physique d'une personne, en dehors d'une démarche thérapeutique. Il en découlait de possibles sanctions pénales, la recherche pouvant porter atteinte à l'intégrité d'une personne sans finalité de soins. La loi permet donc, sous respect de conditions éthiques de protection des personnes, que l'acte de recherche ne donne pas lieu à procédures pénales. Cette évolution était nécessaire afin de mettre les textes en accord avec la législation sur le médicament qui précise par ailleurs que tout produit, avant d'obtenir l'autorisation de mise sur le marché (AMM), doit avoir fait les preuves, chez l'homme, de son efficacité, de son innocuité et de ses effets secondaires, autant de conditions impossibles à respecter sans recherches préalables sur l'homme.

La loi "Huriet-Sérusclat" a donc permis de fixer des règles pour ces essais, et de mettre en place, pour assurer le respect de ces règles, des Comités Consultatifs de Protection des Personnes qui se prêtent à des Recherches Biomédicales (CCPPRB). Ces comités n'ont pas pour mission de se prononcer sur les aspects scientifiques de la recherche, mais d'assurer la protection des personnes, en s'appuyant sur l'analyse et la validation des procédures d'information et de consentement, puis sur les critères de sécurité et d'indemnisation des personnes se prêtant à la recherche. Ainsi, le texte précise que "préalablement à la réalisation d'une recherche biomédicale sur une personne, le consentement libre, éclairé et exprès de celle-ci doit être recueilli, après que l'investigateur (défini comme celui qui réalise la recherche avec le patient), ou un médecin le représentant, lui ait fait connaître :
- l'objectif de la recherche, sa méthodologie, sa durée et les bénéfices attendus ;
- les contraintes et les risques prévisibles, y compris en cas d'arrêt de la recherche avant son terme ;
- l'avis d'un CCPPRB, sur les conditions de conduite de cette recherche.

La personne dont le consentement est sollicité doit être informée de son droit de refuser de participer à une recherche ou de retirer son consentement à tout moment sans encourir aucune responsabilité. Le consentement sera recueilli par écrit. Si le consentement écrit est impossible, il doit être attesté par un tiers, indépendant de l'investigateur ou du promoteur. En cas de recherches biomédicales à mettre en oeuvre dans des situations d'urgence, qui ne permettent pas de recueillir le consentement préalable de la personne qui y sera soumise, le protocole présenté à l'avis du Comité peut prévoir que le consentement de cette personne ne sera pas recherché, et que seul sera sollicité celui de ses proches, s'ils sont présents. L'intéressé sera informé, dès que possible, et son consentement lui sera demandé pour la poursuite éventuelle de cette recherche.

C'est en 1990, après la parution des décrets d'application de la loi Huriet-Sérusclat, que se mettent en place les CCPPRB. Les comités n'interviennent qu'en amont de l'essai, et non pas au cours de l'essai, ce qui, en soit, constitue une limite par rapport au suivi des avis qu'il émet (et donc quant à la possibilité de juger de la pertinence de ces avis). Ce défaut de suivi peut poser question dans la mesure où une expérience, éthiquement correcte, dans sa présentation écrite, ne l'est pas forcément dans sa réalisation. Ainsi, Roy[69] note, qu'en l'absence d'un système régulier de contrôle, un comité d'éthique ne peut pas savoir si les projets, approuvés par lui, sont vraiment menés conformément aux accords établis au départ avec les chercheurs, ou si des questions imprévues se posent et comment elles sont résolues sur le terrain. Or, ces moyens de contrôle ne sont pas prévus par la loi. C'est une raison suffisante pour que les médecins investigateurs soient reconnus, par la société, comme garants de la bonne application des principes et recommandations formulés par les comités, afin que le concept de police sanitaire n'apparaisse pas nécessaire. Le législateur en a décidé ainsi, insistant sur le fait que l'esprit des CCPPRB est d'être consultatif, la responsabilité restant dans le champ des médecins investigateurs et des promoteurs des recherches. En pratique, le

---

[69] D.J. ROY. Pratique médicale et recherche. Perspectives nord-américaines sur le consentement. Med. et Hyg. 1986, 44 : 2014-2017.

comité saisi d'un projet va regarder comment le médecin, investigateur de la recherche, fera connaître l'objectif de cette recherche, la méthodologie utilisée (dont le tirage au sort, si c'est le cas), la durée de l'expérimentation, les bénéfices attendus, les contraintes et risques prévisibles, le droit du malade de refuser ou de se retirer à tout moment. Il analysera le document d'information préalable que le médecin remettra au malade. Mais là s'arrêtent les procédures. Le plus important vient après : s'assurer des conditions dans lesquelles l'esprit même de l'éthique de la recherche s'inscrit dans le quotidien des protocoles.

A ce titre, l'étude de l'évolution des modalités de recherche du consentement engendre elle-même son lot d'interrogations, qui incite à garder l'esprit éveillé. Il est courant de distinguer un "avant" et un "après" Nuremberg, comme si le consentement à la recherche datait de 1947. Or, le code de Nuremberg a été précédé d'autres textes légaux, en particulier en Allemagne, en 1931, avec les *Directives concernant les thérapeutiques nouvelles et l'expérimentation scientifique sur l'homme*. Ce code éthique rendait, lui aussi, indispensable le consentement éclairé des patients, et il est resté en vigueur jusqu'à la fin de la guerre. A-t-il empêché les exactions médicales ? A une autre échelle, quelle a été l'efficacité de Nuremberg, puis d'Helsinki et de Manille ?

En 1963, a été révélé le scandale du ' Jewish Chronic Disease Hospital' de New York, où, dans le cadre d'une étude sur l'immunité dans le cancer[70], des médecins transplantèrent des cellules cancéreuses chez 22 vieillards, tenus dans l'ignorance. En 1966, H.K. Beecher[71], fondateur du 'Hastings Center Reports', a montré comment, dans les travaux publiés par la presse médicale anglo-saxonne, une proportion alarmante de protocoles expérimentaux bafouait les principes éthiques. En

---

[70] M. WOLF. Le consentement : dossier thématique,1999, www.inserm.fr/ethique.
[71] H.K. BEECHER. Ethics and clinical research. N. Engl. J. Med. 1966, 274 : 1354-1360.

1970, a éclaté l'affaire de la 'Tuskegee Syphilis Study'[72] dans laquelle, depuis 1932, était étudiée l'évolution de la maladie dans un groupe de 400 patients noirs d'Alabama. Ces personnes ne connaissaient ni la nature, ni le nom de leur maladie. Ils ne recevaient aucun traitement, alors même que les antibiotiques avaient été découverts et reconnus efficaces. Cette "expérience" ne prit fin qu'en 1972. Terminons enfin par la Suède où l'on apprenait, en 1999, que, pour des raisons essentiellement eugénistes, 60 000 personnes avaient été stérilisées de force, dans le cadre d'une procédure s'apparentant à un protocole, entre 1941 et 1975. La question du rôle et de la valeur du consentement déborde donc, largement, le cadre de sa formalisation et de sa signature, dans le domaine de l'expérimentation médicale. La question posée est celle des liens entre la science et la société et du débat qui doit s'instaurer lors de la mise en place des protocoles. La formation des chercheurs à l'éthique, la transparence des pratiques, l'intégrité des communications scientifiques, la veille éthique, en association avec des représentants de la société civile, sont autant de réponses à apporter pour combattre les dérives, redresser les erreurs et mettre, par ailleurs, en valeur, les aspects fortement positifs de la recherche biomédicale, essentielle dans une société de progrès.

---

[72] W.J. CURRAN. The Tuskegee Syphilis Study. N. Engl. J. Med. 1973, 289 :730-731.

La tradition orale de la médecine et l'émergence du consentement écrit en recherche: un conflit de valeurs

La loi Huriet-Sérusclat, en légalisant les recherches biomédicales, a introduit la notion de consentement "écrit" alors que, par tradition, le contrat médical était un contrat oral. Le fait que le consentement soit donné par écrit permet d'en vérifier l'existence : c'est une preuve vérifiable. Mais quels sont les enjeux de cet appel au consentement écrit, et quelles sont ses limites, en regard de la tradition orale dans la relation médecin-patient ?

Dans l'esprit de la loi, le consentement écrit a pour objectif de protéger le patient. C'est la preuve tangible qu'il a été informé et qu'il a librement consenti. Le formulaire signé en fait foi. Mais nous connaissons les limites d'un tel document. Il est riche de "non-dits", et s'il se présente comme un accord de participation, la charge du consentement repose entièrement sur le signataire, etc. Il n'apparaît pas, à la lecture sémiotique, uniquement comme un document de protection du patient. Il protège, également, l'investigateur et le promoteur de la recherche. L'investigateur, en informant, conformément à la loi, les sujets qui se prêtent à la recherche, des objectifs, de la méthodologie, de la durée, des bénéfices attendus, des contraintes et des risques prévisibles de cette recherche, et en rappelant au patient son droit de se retirer, à tout moment, de l'essai ou de retirer son consentement, dégage ainsi sa responsabilité. Par ailleurs, le promoteur d'une recherche souscrit une assurance, et cette démarche est mentionnée dans le document d'information ou dans le formulaire de consentement : en cas d'incident, ou d'accident, l'assurance dédommage la victime, mais protège aussi les chercheurs.

Le consentement libre et éclairé, défini comme un devoir imposé par l'humanisme médical, respectant l'autonomie de la personne humaine et reconnaissant à chacun le droit au respect de son corps, n'est-il pas détourné de son sens, lorsqu'il revêt, ainsi, toutes les apparences d'un banal contrat d'engagement entre partenaires, ou qu'il semble se réduire à une méthode de protection légale ? Le formulaire écrit révèle ainsi ses limites, s'il ne s'inscrit que dans une logique réglementaire. Mais le caractère imparfait du formulaire ou l'usage qui en est fait ne signifie pas, pour autant, que l'on se trouve engagé dans une recherche contestable ou douteuse, et, *a contrario*, un formulaire parfait ne correspond pas nécessairement à une bonne recherche. Le formulaire n'est, en quelque sorte, qu'un "passeport". Il ne permet pas de juger du fond, c'est-à-dire, de la qualité même de la recherche, de la manière dont elle se déroulera, et comment elle sera perçue par les acteurs concernés.

Pour cette raison, l'information écrite doit donc être complétée par une information orale, individuelle, adaptée à chaque patient. La question se pose également, rappelons-le, de vérifier comment ce consentement s'inscrit dans la relation et dans sa dynamique temporelle. Particulièrement, dans les cas d'essais sans bénéfice pour le patient, ou lorsque ce bénéfice n'apparaît que comme un résultat éloigné de l'essai thérapeutique, il est indispensable que le consentement obtenu, avant même toute mise en œuvre du processus de recherche, ne vienne pas clore le processus d'adhésion d'un patient. Il doit, au contraire, être le point de départ d'une démarche continue de partage des savoirs, des interrogations et incertitudes liées à la recherche, source de questionnement permanent sur la validité du consentement initial, avec remise en question régulière, fût-ce au prix d'une mise en cause de la logique scientifique. Ainsi, un consentement, du fait des incertitudes intrinsèques qu'il comporte (difficulté de compréhension, fragilité d'un patient, confiance accordée au médecin) et du fait de la nature de la recherche biomédicale (incertitude scientifique, réorientation de la recherche en fonction de résultats préliminaires, obstacles techniques imprévus…), ne peut être qu'un élément de la protection des personnes, sans prétendre, aucunement, constituer une garantie suffisante. Il pourrait, même, n'être qu'un leurre s'il ne s'accompagnait pas d'une démarche permanente de questionnement, durant le déroulement des recherches, seule capable de garantir à la protection du patient la priorité qui lui revient. Ainsi, peut-on discuter la pleine légitimité d'un consentement qui ne serait que "préalable", seule exigence affichée par les textes législatifs français et le CCNE[73], reflets, en cela, d'un large consensus européen[74] et international (pas d'intervention médicale sur un être humain, sans son consentement préalable, après l'avoir informé de façon honnête et complète). La nécessité d'un consentement à confirmer, à certaines étapes du processus de recherche, est évoquée à travers ces textes, qui rappellent, tous, que "toute personne doit pouvoir sortir à tout moment d'un protocole".

Dans de nouvelles situations cliniques et de recherche (comme celles liées à l'étude des marqueurs génétiques d'une personne, à partir de son ADN conservé dans les biothèques[75]), ou dans des situations, plus classiques, qui impliquent le patient dans un très long processus (tels, les protocoles médicamenteux de prévention du risque vasculaire[76]), a été évoquée la possibilité de solliciter une confirmation du consentement, compte tenu, par exemple de réorientations de la recherche entreprise, ou, également, des choix de vie des patients. Ces propositions plaident, on le voit bien, en faveur d'un consentement préalable "modulable", bien qu'indispensable. Elles soulignent à nouveau, également, qu'un consentement n'affranchit pas le médecin ou le chercheur de sa responsabilité, ni ne lui confère un quelconque blanc-seing. L'obtention et le renouvellement éventuel du consentement doivent s'accompagner d'une vigilance éthique plaçant, en permanence, au sein de la relation médecin-patient, la question de l'opportunité de poursuivre un processus de

---

[73] Consentement éclairé et information des personnes qui se prêtent à des actes de soin ou de recherche, Avis du CCNE (Comité Consultatif National d'Ethique) n°58, 12 juin 1998.
[74] Convention européenne sur les Droits de l'Homme et la biomédecine, 1997.
[75] S. de MONTGOLFIER, G. MOUTEL, N. DUCHANGE, I.THEODOROU, C. HERVE, C. LEPORT and the APROCO Study Group. Ethical reflections on pharmacogenetics and DNA banking in a cohort of HIV-infected patients. Pharmacogenetics 2002, 12 : 667-675.
[76] Prévention des pathologies métaboliques et cardio-circulatoires: les enjeux de l'information et de l'éducation à la santé dans la prise de responsabilité des patients. Courrier de l'Arcol, 1999, 2 : 13-16.

recherche, et du sens à lui donner, en liaison avec la démarche de soin et d'accompagnement.

Les travaux de D.H. Smith[77], comme ceux de Levine[78], soulignent la nécessité d'une relation d'excellence entre le médecin qui propose l'essai et le patient, support vivant de cet essai. Ces auteurs estiment qu'un médecin qui n'aurait eu, par le passé, aucun lien relationnel et thérapeutique avec un patient susceptible de rentrer dans un essai, ne pourrait avoir aucune légitimité à le lui proposer. Levine évoque la possibilité de faire appel au médecin de famille du candidat à l'essai, plus apte, sous l'angle relationnel, à mieux et plus longuement lui expliquer les modalités et la finalité du protocole de recherche proposé. Pour d'autres[79], c'est au médecin-chercheur, lui-même qu'il incombe d'établir une relation spécifique avec le patient, et d'être l'interlocuteur unique, celui qui réalisera le traitement, mais, aussi, celui qui saura répondre à ses questions.

D'autre part, il apparaît nettement qu'une évolution s'est esquissée, au cours des années 1990, en faveur d'une synergie entre démarche de soins et démarche de recherche. Prestifilippo insiste sur ce point[80]. Il prend pour exemples la randomisation entre une technique mutilante et une technique conservatrice, ou entre un traitement palliatif et un autre, potentiellement plus risqué mais potentiellement curatif. Il légitime ce type d'étude, à la condition d'expliquer au patient l'enjeu que représente le choix du traitement, à savoir, un traitement classique, qu'il classe dans le soin, et un autre, innovant, qu'il classe dans la recherche. Il insiste, par ailleurs, sur la nécessité de revenir sur l'information donnée, de contrôler ce qui a été retenu et compris, de représenter clairement, "plusieurs fois", les risques et les

---

[77] D.H. SMITH. Cancer diagnosis and treatment. Primary Care 1992, 19 n°4 : 821-833.
[78] R. J. LEVINE. Ethics of clinical trials. Do they help the patient ? Cancer 1993, 72 n°9 : 2805-2810.
[79] D. HELLMAN. Of mice but not men. N. Engl. J. Med. 1991, 324 (22) : 1585-1591.
[80] M. PRESTIFILIPPO. The ethical treatment of cancer. Cancer 1993, 72 n°9 : 2816-2819

bénéfices attendus, et, surtout, sur la nécessité de prendre en compte les valeurs réelles du patient, et le risque qu'il est disposé à assumer pour avoir (peut-être) une chance supplémentaire de guérison.

Avoir conscience des limites du consentement dans la recherche

Nous connaissons les grands principes historiques qui fondent le consentement, et pourtant, dans de nombreuses situations, nous nous posons, à juste titre, la question de sa validité. Face à un patient inconscient, ou à un très jeune enfant, face à un patient n'ayant plus toutes ses facultés de jugement, mais, malgré tout, susceptible d'être inclus dans un protocole expérimental, et même, plus simplement, face au commun des patients "pour qui les données médicales et scientifiques apparaissent très complexes", nous nous posons cette question de la validité du consentement. De nombreux travaux ont permis d'établir ses limites opérationnelles et, dans certaines situations, la garantie toute relative qu'il apporte dans la protection des personnes.

Une enquête américaine a souligné ainsi les difficultés de communication entre le médecin et le malade : 42% des médecins impliqués dans un essai disent ne pas savoir quel niveau d'information souhaite le malade[81]. Une autre enquête, menée auprès de 29 patients cancéreux, sur l'information retenue par les malades dans des essais de phase III, révèle une mémorisation insuffisante, pour un tiers d'entre eux, et, parfois même, l'incompréhension de l'essai thérapeutique. Dans le même registre, d'autres travaux ont montré que l'information, bien que correctement délivrée par les cliniciens, était, plus ou moins, mal enregistrée par les patients en situation de stress physique, de troubles, comme, par exemple, dans le cadre de l'auto-conservation de sperme, avant chimiothérapie ou radiothérapie

---

[81] R. J. LEVINE. Ethics of clinical trials-do they help the patient ? Cancer 1993, 72 n°9 : 2805-2810.

potentiellement stérilisantes[82]. Une enquête réalisée à Orléans en 1994[83], lors d'une étude sur les infarctus du myocarde, soulignait que 21 % des patients signaient le formulaire de consentement pour faire accélérer les soins, et 24,2 % en pensant ne pas avoir le choix ! Néanmoins, tous ces travaux montrent, cependant, un intérêt des malades pour participer à la décision, et la demande d'un consentement à cette participation apparaît utile et importante à une majorité d'entre eux.

La question du consentement lorsque la personne n'a plus toute sa conscience demeure également très présente. Cette question se pose couramment en médecine d'urgence mais revient également régulièrement sous la plume des psychiatres[84], confrontés aux normes de compétences attendues pour valider le consentement : si ces normes étaient strictement respectées, le consentement ne serait plus valable chez un dépressif sur quatre, trois schizophrènes sur quatre et tous les patients présentant un retard mental, même léger. Ce même questionnement se retrouve en gériatrie, dans le cadre de protocoles de recherche sur une population vieillissante, chez des personnes victimes d'accidents vasculaires cérébraux. Autant de situations cliniques qui aboutissent à des impasses opérationnelles, lorsque le médecin recherche un consentement qui puisse s'inscrire dans le double respect de l'autonomie et de la dignité de la personne. Faut-il alors solliciter celui de la famille, comme le propose le Conseil Consultatif National d'Ethique[85] ? Les travaux de Warren ont montré que, dans 31 % des cas, les proches d'un patient

---

[82] G. MOUTEL. Information des patients cancéreux sur la stérilité induite par les traitements stérilisants et sur l'autoconservation de sperme. Press. Med. 1994, 23 n°36 : 1637-1641.

[83] M. WOLF. Limites d'application de la loi Huriet : l'exemple du consentement éclairé lors des essais thérapeutiques d'Aide Médicale urgente. Réan. Urg. 1994, 3 : 425-428.

[84] P.S. APPELBAUM, L.H. ROTH. Competency to consent to research. Arch. Gen. Psych. 1982, 39 : 951-958.

[85] Les cahiers du Comité Consultatif National d'Ethique pour les sciences des la vie et de la santé : rapport et recommandations. " Consentement éclairé et information des personnes qui se prêtent à des actes de soin ou de recherche " 1998, 17 : 3-22.

pouvaient donner leur consentement à une étude tout en prétendant que ce dernier ne serait probablement pas d'accord[86] !

S'en tenir à la lettre du consentement, sans avoir conscience de ces limites, peut donc apparaître comme un artifice, ne correspondant pas à la réalité de la situation médicale, ou des situations humaines complexes qui se tissent au sein de la relation médecin-patient. Deux exemples vont permettre d'illustrer cette difficulté à obtenir un consentement, à la fois fiable et conforme aux principes éthiques de respect de la personne : celui de la recherche en médecine d'urgence et celui de la recherche en génétique, avec stockage d'ADN.

---

[86] J.W. WARREN, J. SOBAL, J.H. TENNEY, J.M. HOOPES. Informed consent by proxy : an issue with elderly patients. N. Engl. J. Med. 1986, 315 : 1124-1128.

Le consentement dans la réalité des pratiques: deux exemples

Consentement et recherche en médecine d'urgence : position du problème

L'urgence peut se définir comme une situation où, en l'absence de soins appropriés, une pathologie évolue, de manière aiguë, vers l'aggravation, voire, le décès du patient.

La France se distingue d'autres pays par l'existence d'un Service d'Assistance Médicale d'Urgence (S.A.M.U.), intervenant à l'extérieur des hôpitaux, à domicile ou sur les lieux publics. Le principe directeur en est la médicalisation initiale des urgences vitales, par l'intervention d'une équipe de réanimation incluant, obligatoirement, un médecin, dans tous les cas où la vie du patient est menacée. Les SAMU ont pour missions de répondre, par des moyens exclusivement médicaux, aux situations d'urgence, d'assurer une écoute médicale permanente, de déterminer, et de déclencher, dans le délai le plus rapide, la réponse la mieux adaptée à la nature des appels, de s'assurer de la disponibilité des moyens d'hospitalisation, publics ou privés, adaptés à l'état du patient et de faire préparer son accueil. Le médecin régulateur analyse la situation et détermine la réponse la plus adaptée à la demande. Ainsi, en fonction de l'examen effectué, le médecin régulateur oriente la thérapeutique et décide du lieu le plus adapté à la pathologie. Les médecins du SAMU sont des anesthésistes-réanimateurs ou des médecins hospitaliers. A ce titre, ils participent à la recherche médicale, que ce soit de manière indépendante, ou dans le cadre de protocoles multicentriques. Cette participation est essentielle à la progression des méthodes thérapeutiques en médecine d'urgence.

L'élaboration et la mise en œuvre des protocoles de recherche, en réanimation pré-hospitalière, impliquent le même respect des règles éthiques que pour des études menées en dehors des situations d'urgence. A la différence près que ces protocoles de recherche en réanimation - hospitalière ou extra-hospitalière - se heurtent à de grandes difficultés, voire même à une impossibilité, pour obtenir un consentement libre et éclairé des patients. Ceci pour des raisons liées à des troubles de conscience, à une perte d'autonomie (de réflexion, de décision et d'action), à une dépendance par rapport à une thérapeutique et/ou à une équipe soignante, rendant caduque la liberté de jugement, à l'angoisse, souvent aggravée par la demande de consentement - ce qui revient à solliciter de la part du patient un choix thérapeutique - et enfin, à la situation d'urgence, elle-même, qui ne permet pas le temps nécessaire à une réflexion raisonnée. Autant de situations qui font du recueil du consentement, libre et éclairé, pour un protocole de recherche en médecine d'urgence, un problème très spécifique.

Dans tous les cas d'incapacité momentanée d'un patient, le législateur a prévu que le consentement puisse être recueilli auprès des proches et que le patient en soit informé *a posteriori*[87]. Cette latitude donnée au médecin pose en fait plus de problèmes qu'elle n'en résout. La Société de Réanimation de Langue Française[88], suivant en cela Warren[89], notent que la notion de "proche" reste mal définie, et que les sentiments et l'intérêt des divers membres d'une famille sont souvent divergents et les avis contradictoires, état de fait dont la loi ne tient, évidemment, pas compte. La question est également de savoir si, en termes de "proches", il faut privilégier la famille, au sens étroit de la "parentèle", ou s'il faut, aussi, inclure des personnes ayant, à un titre ou à un autre (conjoint de fait, concubin, relation amicale ou professionnelle...) une réelle légitimité. Privilégier la famille, comme le proposent certains

---

[87] M. WOLF. Dossier sur le consentement. www.inserm.fr/ethique. 2003.
[88] Société de Réanimation de Langue Française : le consentement éclairé dans les protocoles de recherche en réanimation. Réan. Soins Intens. Med. Urg. 1987, 3 n°3 : 171-172.
[89] J.W. WARREN, J. SOBAL, J.H. TENNEY. Informed consent by proxy. New Engl. J. Med. 1986, 315 n° 18 : 1124-1128.

projets de révisions des textes législatifs[90], ne revient pas forcément à assurer la plus grande légitimité, en particulier, dans des contextes de conflits familiaux, de conflits d'intérêts ou autres. Ne vaudrait-il pas mieux laisser au médecin, dès lors que sa démarche s'inscrit dans une clairvoyance éthique (et que la société le mandate pour cela), le libre choix de (ou des) interlocuteurs apparaissant comme la (ou les) personnes les plus proches du patient, les plus en phase avec lui et les plus attentionnées ?

Dans cette quête du consentement préalable, on a cru, un moment, pouvoir évacuer le problème de la fiabilité de la tierce personne, en sollicitant l'avis d'un comité d'éthique de la recherche. Bien que séduisante, en raison des réelles garanties d'indépendance et de compétence qu'elle pouvait apporter, cette éventualité présentait l'inconvénient majeur de remettre en cause un lien indispensable entre le monde scientifique et professionnel, d'une part, et la société civile, d'autre part. L'adhésion d'un proche du patient ou d'une tierce personne habilitée à se prononcer en son nom peut, seule, apporter la sérénité nécessaire à la mise en œuvre du protocole de recherche proposé, mais, surtout, elle permettra de préparer l'information due au patient dès sa reprise de conscience, afin que ce protocole s'inscrive dans la prise en charge globale de la personne et dans sa démarche de soins.

C'est en ce sens que la déontologie médicale et la Loi demandent qu'un proche soit associé à la démarche de recherche, puis que le patient en soit informé dès qu'il a la possibilité de recevoir cette information. Le tiers présent est alors le témoin capable d'aider le patient à reconstruire cette phase de vie où il a été "absent". Il est, aussi, celui qui avec le concours du médecin, sera en mesure d'expliquer la nature et les objectifs du consentement accordé, en même temps que d'en obtenir le renouvellement, en cas de nécessité. On revient alors dans le

---
[90] Projet de révision de la loi Huriet dans le cadre de la Directive Européenne sur les essais cliniques. 2003.

schéma classique du consentement et de ses limites, tel que nous l'avons évoqué précédemment.

A vrai dire, le problème de l'incapacité, momentanée, du patient à consentir ne devrait se poser qu'après qu'il ait été répondu à la question préalable, qui est de savoir s'il ne convient pas de ne retenir dans ce cas, et en situation d'urgence, que des protocoles ne défavorisant pas les patients, c'est-à-dire ne les privant pas d'un traitement déjà reconnu comme efficace[91]. Mais, ce serait, alors, récuser le principe de la prise de risque en vue d'une amélioration notable des thérapeutiques, une attitude en contradiction évidente avec la quête du progrès médical. C'est ainsi, par exemple, que les essais thérapeutiques de thrombolyse vasculaire dans les infarctus du myocarde n'auraient jamais eu lieu, alors que les traitements ainsi validés (certes, initialement testés dans le cadre de protocoles ayant entraîné des accidents chez des patients) permettent, aujourd'hui, de sauver plus de 80% des patients en situation d'urgence.

Le recueil du consentement éclairé chez des patients inclus dans des protocoles expérimentaux entrepris dans le contexte de l'urgence vitale se heurte donc à de nombreux obstacles : nécessaire rapidité et technicité des interventions, dépendance physique et psychique des patients entraînant l'altération de leur autonomie, impossibilité de fournir l'information adéquate au patient. La signature d'un consentement dans ce cadre serait dépourvue de sens. Des solutions n'en doivent pas moins être recherchées, d'une part dans la nature et les modalités de la relation des médecins avec les proches, d'autre part, dans une intégration, dès que possible, de la problématique dans la relation médecin-malade - cette dernière mesure s'inscrivant dans la durée, en fonction de l'évolution clinique et de ce que le patient est à même d'entendre, puis de comprendre. Il reste que, que durant des essais, le réel garant de la protection des patients demeure le médecin, les principes juridiques encadrant la

---

[91] D.J. ROY. Pratique médicale et recherche. Perspectives nord-américaines sur le consentement. Med. et Hyg. 1986, 44 : 2014-2017.

recherche ne permettant pas de cerner la spécificité de chaque situation.

Banque d'ADN et stockage de données sensibles dans la recherche en génétique : une situation complexe, qui nécessite de s'interroger sur la validité des procédures de consentement

L'utilisation de la biologie moléculaire en génétique est l'un des grands progrès intervenu dans les sciences biologiques, depuis un quart de siècle. Elle débouche sur une connaissance, sans cesse plus poussée et plus détaillée, du génome, qui permet, à l'échelon individuel ou collectif, de déterminer des marqueurs de risque génétique et de prédire la survenue de maladie. La médecine est ainsi entrée dans une logique de "prédiction", fondée sur le dépistage génétique pour, à terme, prendre en charge, de manière plus précoce, les patients à risque, voire, dans un proche avenir, intervenir sur leur génome de manière curative.

Les recherches en génétique nécessitent, la plupart du temps, la création de lieux de conservation des échantillons biologiques analysés. Cette conservation est nécessaire pour réaliser des analyses *a posteriori* chez certains individus, et permettre des études de population sur de larges échantillons, ou réaliser des études épidémiologiques. L'ADN peut-être conservé en tant que tel. Il peut, également, être extrait de cellules ou de tissus conservés. C'est ainsi qu'ont été constituées des biothèques, où sont stockés ces produits du corps humain (cellules ,tissus ou ADN extrait), vecteurs potentiels d'une information génétique, les informations sur l'origine des donneurs, leur filiation, ainsi que les données médicales, cliniques et biologiques, étant, par ailleurs, consignées dans des fichiers.

La conservation de ces échantillons biologiques et des fichiers qui s'y rapportent, indispensables, d'un point de vue médical et scientifique, à l'exploitation de la collection, pose donc un certain nombre de questions touchant aux personnes, à leur vie privée, et à leurs droits. Celle, notamment, de la complexité des données à expliquer aux patients, lors du recueil de leur consentement, peut faire craindre que celui-ci soit obtenu sans que les personnes concernées aient réellement conscience des enjeux[92].

L'importance de la question tient au fait que, si les nouveaux outils de la génétique peuvent être à l'origine d'une démarche médicale positive, visant au bien-être des populations (mise en place de politiques de prévention, dépistage précoce et amélioration de la prise en charge médicale...), ils peuvent également présenter des risques de stigmatisation de populations. Cette stigmatisation peut s'accompagner d'une éventuelle remise en cause de droits fondamentaux (égalité d'accès au travail, égalité de la protection sociale, accès aux systèmes d'assurances maladies ou aux prêts bancaires...) en raison de la révélation de "marqueurs" de risque génétique. L'outil génétique peut ainsi exposer une société tout entière à de regrettables dérives, pour autant qu'il serait dévié de son objectif médical pour des raisons sociales, politiques, économiques, professionnelles ou autres. Cet outil renforce, en effet, la tentation, qui a toujours été celle de la science, et déjà dénoncée par Jean Bernard[93], de classer les hommes à partir de critères biologiques.

A titre d'exemple, en Angleterre, les assureurs se réservent le droit d'accès aux tests préalablement réalisés dans le domaine médical[94]. En Europe, certains assureurs européens se sont engagés, en 1999, et pour cinq ans, à ne pas recourir aux

---

[92] G. MOUTEL, S. de MONTGOLFIER, C. HERVE. Gestion des biothèques : analyse des enjeux éthiques. Press. Med. 1999, 28 n°3 : 135-139.
[93] J. BERNARD. Morale et prévention des maladies. Rev. Droit Sanit. Soc. 1983, 19 : 468-469.
[94] E. MASOOD. Gene tests : who benefits from risk ? Nature 1996, 379 : 389-392.

informations génétiques, pour l'évaluation du risque assurantiel d'un individu. Passé ce délai, l'utilisation des données génétiques reste un élément de débat.

Il semble, dès lors, fondamental, que la société s'interroge sur la protection de la vie privée de chacun, tout en répondant aux impératifs de santé publique liés à l'utilisation de ces nouveaux marqueurs génétiques. Les lois, dites de "bioéthique", de juillet 1994, fixant les principes généraux qui fondent le statut juridique du corps humain, rappellent que les prélèvements de tissu ou de tout autre élément du corps humain ne peuvent être réalisés sans un consentement écrit et éclairé de la personne[95][96]. Ces principes étaient déjà contenus dans la loi Huriet-Sérusclat, destinée à encadrer, en France, la recherche sur l'Homme. D. Thouvenin souligne que l'obligation de recueillir le consentement de la personne à propos d'un "simple prélèvement" a pour fonction de rappeler aux médecins qu'ils ont à faire à des personnes, et non à des corps ou à des fragments de corps humains[97].

En effet, chacun de ces échantillons est porteur d'information concernant la vie et le devenir de chacun. La constitution de collections de cellules ou de tissus rend possible, à court et à long terme, l'étude de l'ADN de nombreux individus. Ceci permet l'analyse de l'impact physiopathologique de la génétique et peut, dans certains cas, déboucher sur des marqueurs permettant à la médecine d'envisager des mesures propres à prévenir ou retarder l'apparition d'une maladie voire, à terme, à en diminuer la gravité ou assurer la guérison. La collecte d'un "simple" échantillon sanguin, chez un patient, lors d'un examen

---

[95] Loi n°94-653 du 29 juill. 1994 relative au respect du corps humain, titre II de l'étude génétique des caractéristiques d'une personne et de l'identification d'une personne par ses empreintes génétiques. JO lois et décrets 1994, 30 juill. 1994, 11056-11059

[96] Loi n°94-654 du 29 juill. 1994 relative au don et à l'utilisation des éléments du corps humains, à l'assistance médicale à la protection et au diagnostic prénatal. JO lois et décrets 1994, 30 juill. 1994, 11060-11068

[97] D. THOUVENIN. La personne et son corps : un sujet humain, pas un individu biologique. Les petites affiches, 14 déc. 1994, n° 144

ou d'un bilan médical, ne saurait être banalisée, puisque, avec ce seul geste, c'est l'ensemble des caractéristiques d'un individu qui peuvent être appréhendées. Ce qui est d'autant plus important que les données en cause donnent lieu à informatisation et à échange entre des équipes de recherche.

La protection des personnes dans le cadre du traitement automatisé des données nominatives est assurée par la loi du 6 janvier 1978 modifiée, relative à l'informatique, aux fichiers et aux libertés. Son Article 19 impose que des dispositions soient prises pour assurer la sécurité des traitements des informations, en particulier pour garantir le respect du secret et de la confidentialité des données, explicitées aux patients avant recueil de son consentement[98]. Les traitements automatisés des données nominatives ayant pour fin la recherche dans le domaine de la santé ont fait l'objet d'un complément législatif, avec la loi du 1er juillet 1994. Cette loi est à l'origine d'une dérogation légale au secret professionnel, dans certaines conditions, pour le partage, avec l'accord du patient, de données utiles à la recherche, entre les médecins, les chercheurs, et les techniciens concernés. Ainsi, les personnes, auprès desquelles sont recueillies des données nominatives, ou, à propos desquelles, des données sont transmises, doivent, préalablement, être individuellement informées de la nature des informations transmises, de leur destinataire, et de la finalité du traitement. Elles doivent donner leur consentement à ces procédures et ont, par la suite, un droit permanent d'accès aux données, de rectification ou de retrait de leur consentement.

Un texte[99] fixant les conditions de prescription et de réalisation des examens des caractéristiques génétiques a été

---

[98] Loi n° 94-548 du 1 juill. 1994 relative aux traitements des données nominatives ayant pour fin la recherche dans le domaine de la santé et modifiant la loi n°78-17 du 6 jan. 1978 relative à l'informatique aux fichiers et aux libertés. JO Lois et décrets 1994, 2 juill. 1994, 9559-9560.
[99] Décret 2000-570 du 23 juin 2000 : CSP art R 145-156& à 15-20.

adopté en 2000[100]. Il se situe dans le cadre de deux types d'intervention : soit pour confirmer ou infirmer le diagnostic de maladie génétique chez une personne qui en présente les symptômes, et il s'agira alors du diagnostic d'une maladie génétique, soit pour rechercher, chez une personne asymptomatique, les caractéristiques d'un ou plusieurs gènes susceptibles d'entraîner, à terme, le développement d'une maladie, chez la personne elle-même ou dans sa descendance : c'est alors un diagnostic prédictif.

Dans les deux cas, les recherches sont ciblées sur une maladie, et la prescription de l'examen ne peut avoir lieu que dans le cadre d'une consultation médicale individuelle. Pour la personne asymptomatique, mais présentant des antécédents familiaux de cette maladie, la prescription est limitée à certains médecins : le médecin prescripteur doit œuvrer au sein d'une équipe pluridisciplinaire rassemblant des connaissances cliniques et génétiques. L'équipe doit être déclarée[101] et être dotée d'un protocole type de prise en charge. Ceci permet de réduire considérablement le risque que des informations génétiques soient mal comprises et utilisées à mauvais escient, ou encore qu'elles soient interprétées par des personnes ne possédant pas les qualifications nécessaires pour en analyser le contenu et l'impact sur les personnes concernées.

Concernant l'analyse des caractères génétiques dans le cadre de recherche, il convient d'emblée de préciser que le but de la recherche n'est pas d'effectuer des tests génétiques à visée individuelle. L'examen des caractéristiques génétiques des sujets qui ont consenti à la recherche, est réalisé dans le cadre des objectifs du protocole, et le sujet n'en est pas le destinataire direct. Il convient d'informer clairement le sujet que les tests pratiqués n'ont pas de visée diagnostique et qu'il s'agit de recherche.

---

[100] Ce texte prévoit que ces examens ne peuvent être réalisés que par les personnes ayant obtenu un certificat d'agrément.
[101] Au ministère de la santé

Actuellement, les résultats globaux des recherches doivent être portés à la connaissance des patients, et ceci doit leur être exposé lors du consentement. Concernant les résultats individuels, l'investigateur qui conduit des recherches dans le cadre des soins doit prévoir, dans son protocole, de quelle manière les anomalies dépistées, qui justifieraient une prévention ou une thérapeutique, seront ou non portées à la connaissance des sujets. L'orientation vers un conseil génétique reste la solution la plus cohérente pour confirmer les résultats obtenus dans le protocole et, éventuellement, initialiser des examens complémentaires. Signalons, que lors du consentement, le droit du sujet à ne pas savoir doit être proposé, ce qui entraîne, en pratique, la non-communication de tout résultat. Enfin, pour les protocoles de recherche qui sont proposés dans le cadre des soins, l'investigateur doit séparer clairement les activités cliniques et de recherche. Le patient qui le désire peut, de son propre chef, solliciter un conseil génétique.

Mais au-delà de cette approche théorique et juridique, un certain nombre de questions sont soulevées par la mise en pratique du consentement. Un consentement en médecine présuppose la compétence de la personne qui consent. Wolf[102] précise les normes de compétence, à savoir, la capacité à témoigner d'un choix, la compréhension factuelle du problème, la manipulation rationnelle de l'information, l'appréciation de la nature de la situation. Comment donc s'assurer que la personne devant se prêter à une analyse génétique, est "compétente" ? Quelles conséquences entraînerait un consentement qui n'aurait pas été validé sur ces bases ? D'autre part, dans l'hypothèse d'un consentement obtenu dans le respect des conditions requises, il convient d'évaluer sa capacité sécurisante pour un patient confronté à une technique (par exemple, le stockage et l'analyse de l'ADN) d'autant plus angoissante qu'elle peut avoir des conséquences sur le long terme (l'ADN pouvant être théoriquement conservé de façon illimitée). Il convient donc, en

---

[102] M. WOLF. Consentement : quelle est la question ? Press. Med. 1997, 36 :1725-1729.

particulier, de s'interroger sur la capacité d'un consentement initial à préserver de dérives susceptibles de survenir bien au-delà du prélèvement.

Il est loin d'être sûr que les patients soient conscients de ces subtilités de la mise en œuvre d'un recueil de consentement. Des travaux attestent que, seuls 20% des patients ayant signé un consentement en bonne et due forme connaissent réellement l'objectif de la recherche à laquelle ils sont appelés à participer, et que, seuls, 16% connaissent le rôle de l'ADN, objet de la recherche[103]. Concernant la durée du stockage, 25% des patients estiment, qu'en théorie, elle n'a pas à être limitée dans le temps, mais 75% n'ont pas d'avis sur la question. Concernant le document de consentement signé, la majorité des patients, un an après, ne se souvient pas de l'information qu'il contenait et reconnaît ne pas en avoir compris, réellement, le contenu. Ces travaux n'en révèlent pas moins que 61% des patients concernés regretteraient que leur ADN ait été stocké ou d'autres études génétiques réalisées sans leur consentement.

Ainsi, alors que le concept de consentement éclairé fait partie des critères de validité du contrat de soins et de recherche (point rappelé par la déontologie et l'ensemble des textes de lois régulant la pratique médicale), sa validité peut être contestée, dès lors que l'information préalable n'est pas, pour une raison ou une autre, aisément accessible aux patients. Peut-on en effet valider le concept philosophique d'autonomie du sujet dans la prise de décision éclairée lorsque l'information n'a pas été comprise ? Comment, dès lors, s'appuyer sur le principe de compétence des patients et sur la légitimité de leur consentement pour affirmer que sont respectées leur autonomie, leur dignité et leur liberté. Le patient peut-il, dans ces conditions, saisir toute la portée d'une analyse génétique, avec les risques et les intérêts qui y sont attachés, et donc prendre des décisions s'y rapportant ?

---

[103] G. MOUTEL, S. De MONTGOLFIER. Bio-libraries and DNA storage : Assessment of patient perception of information practice guidelines. Med. and Law, 2001, 20 : 193-204.

Au-delà des règlements et des lois, la recherche du consentement ne rencontre-t-elle pas ainsi des limites conceptuelles, dès lors qu'elle fait appel à des concepts complexes, bien au-delà des connaissances du public, en général ? La difficulté à offrir une information accessible au malade est parfois soulignée dans la littérature[104][105][106] et par le CCNE[107]. Les professionnels doivent donc entreprendre un réinvestissement dans ce champ d'éducation à la santé pour permettre une réelle acceptation des pratiques de recherche.

Trop souvent abordée par les médias sous un angle trop spécifique ou spectaculaire (étude en criminologie, recherche de paternité...), la question d'utilisation de l'outil génétique paraît lointaine pour les citoyens. Pourtant, dans les faits, et dès aujourd'hui, elle peut faire partie de leur prise en charge médicale et avoir des implications directes dans leur vie. "Faute de mettre en place de nouveaux moyens d'éducation explicitant, mieux qu'on ne le fait jusqu'ici, cette magnifique science en train de se faire, écrit P. Lehn, le fait scientifique risque d'être de moins en moins compris". Il faudrait également approfondir les méthodes d'éducation de la population, autant jeune qu'adulte. Le Comité Consultatif National d'Ethique souligne, en ce sens, "qu'une information pédagogique dispensée, dès l'enseignement secondaire, dans le cadre de l'enseignement de la biologie et de la philosophie, devrait permettre de réduire les risques de discrimination et de stigmatisation liés à la connaissance des caractéristiques génétiques". Ce qui ne saurait exonérer le milieu médical de réfléchir aux moyens à mettre en œuvre, pour faire comprendre, simplement, à un patient, les implications d'une

---

[104] P. LEHN . Abords éthiques de la génétique clinique. Press. Med., 1994, 23 :274-276
[105] G. MOUTEL. Information des patients cancéreux sur l'infertilité induite par les traitements. Press. Med., 1994, 23 : 1637-1641
[106] K. NOLAN. New tools and new dilemns. Genetic frontiers. Hasting Center Report, 1988
[107] Comité Consultatif National d'Ethique. Avis n°45 sur les questions éthiques posées par la transmission de l'information scientifique relative à la recherche biologique et médicale. Publications/ produits documentaires INSERM

étude génétique sur son ADN, loin de certaine règles actuelles de rédaction d'un document de consentement, d'approche trop juridique et administrative. Il faut se référer alors à des études réalisées dans le cadre d'autres pratiques médicales, telles celles de l'information sur les effets des essais et des traitements en cancérologie, pour améliorer les aspects didactiques et pédagogiques de l'information, afin de donner au consentement une valeur intégrant une réelle participation du patient.

Il convient également de s'interroger sur la nécessité de procédures de consentement évolutives dans le temps pour prendre en compte à la fois l'évolution des études réalisées (l'ADN stocké permettant sans cesse de nouvelles recherches) et l'évolution de la situation du patient ; deux paramètres pouvant venir moduler le consentement initialement recueilli. Les recherches en génétique sont ainsi un bon exemple du caractère relatif d'un consentement obtenu à un moment donné par rapport à des recherches menées au long cours. Dans cette conception, le consentement ne peut prendre sens que s'il est dynamique et non statique. La nature de ce consentement qualifié ici de statique, écrit et signé à un moment donné, n'intégrant pas les incertitudes cliniques et scientifiques à venir (par définition non connues), peut être contestable. Il ne saurait donc être la seule référence de protection des patients. Ce constat revient, in fine, à poser la question de savoir si ce n'est pas dans une dynamique d'information continue, d'échange avec le patient, donc de relation, que se dénouent souvent les interrogations essentielles et que se construit une réelle protection.

Ainsi, le médecin, au-delà de l'information qu'il donne et du consentement qu'il recueille, demeure toujours, en pratique le garant de la protection de ses patients. Une protection qui repose alors sur la notion de bienfaisance [108] [109] à l'égard d'un sujet en situation de faiblesse ou d'ignorance. Ce modèle s'éloigne de

---

[108] M. WOLF. Consentement : quelle est la question ? Presse Med., 1997, 36 :1725-1729

[109] D. THOUVENIN. Le rôle du consentement dans la pratique médicale. Médecine et droit, 1994, 6 :57-59

l'approche juridique, purement nord-américaine, qui privilégie l'autonomie du patient, avant tout, et qui repose sur le seul consentement. Dans une autre conception, on peut établir, que le consentement n'affranchit pas le médecin de ses responsabilités et que le principe de dignité apparaît supérieur à celui d'autonomie, dès lors que cette dignité est entendue comme le respect absolu et premier de la personne humaine et de l'humanité fondamentale que possède tout homme, intrinsèquement.

Le consentement apparaît alors comme un moyen de protection de l'individu, mais non l'unique, le principe de défense de la dignité lui étant supérieur.

Conclusion

La médecine et la prise en charge des personnes qui viennent consulter sont donc, aujourd'hui, en profonde mutation. Autrefois, il suffisait que les personnes souffrantes s'adressent à un médecin pour un symptôme et ces dernières étaient prises en charge sous l'angle de ce symptôme. Aujourd'hui, le médecin acquiert un nouveau rôle. Il doit désormais exercer, non plus uniquement un rôle d'ordonnateur, mais un rôle de conseiller de santé, et, de plus en plus, il a en charge, non pas des malades mais des personnes qui présentent des éléments de risque ou de vulnérabilité, et des personnes qui demandent, à juste titre, à participer aux choix de santé qui les concernent. De plus, au sein d'une même prise en charge, il n'est pas rare que des pratiques de soins cohabitent avec des pratiques de recherche biomédicale, à l'exemple du cas banal de l'essai d'un nouveau médicament, source d'espoir, mais également porteur d'incertitude.

Le travail de conseil apparaît donc de plus en plus important dans l'exercice médical. Il se construit dans la durée un partenariat avec les patients. Il concerne l'ensemble des actions qui tendent à promouvoir leur santé individuelle et/ou la santé collective, en regard non seulement des maladies mais aussi des facteurs de risque ou de fléaux médico-sociaux (souffrance psychique, suicide des jeunes, alcool, toxicomanies, psychopathologies du travail, violences intra-familiales et victimologie…) La médecine a ainsi pour but de réduire les menaces qui pèsent sur les personnes et les groupes en agissant sur les éléments de leurs environnements.

L'enjeu de la question du consentement est de chercher à comprendre comment aujourd'hui le patient souhaite s'inscrire dans cette dynamique dans la mesure où l'action médicale vise à influer sur les individus, en agissant, soit sur leurs activités, soit sur leur environnement, soit sur leurs équilibres, somatiques et biologiques. En ce sens, la médecine permet, de plus en plus une prise en charge globale des personnes, qui interfère avec leurs composantes physiques, psychologiques et sociales. Le médecin doit alors s'interroger sur le sens de ses actions, sur l'information qu'il donne et sur les enjeux de la prise de responsabilité individuelle des patients, face à des choix de vies et de liberté.

Le praticien, dont le malade dépend, se doit, à la fois, d'informer, de demander un consentement aux questions qu'il va poser à son patient (mode de vie, facteurs de risque, comportement à risque), et aux réponses qu'il va proposer en termes de soins ou de recherche, en reconnaissant l'ingérence engendrée dans l'intimité, les perturbations induites, les avantages et les risques. Ceci ne peut se faire que dans le climat inégalable de confiance qu'est la relation médecin-patient, qui prend ici toute sa valeur de protection du patient.

Il s'agit donc, dans une telle évolution, de passer du concept de simple information à celui, plus pertinent, d'éducation et de culture de la santé. Convaincre, sans contraindre ni exclure, revient donc pour le médecin chargé d'informer ses patients à considérer qu'il confronte sa pratique et son discours à des styles de vie différents. Il doit inscrire cette démarche dans le temps et ne pas en rester à un style d'une information qui serait standardisée et univoque pour toutes les personnes. Il doit aujourd'hui rentrer dans une vision plus globale d'éducation, cette dernière étant définie comme action visant à former et à instruire, tout au long de la vie, en intégrant l'unicité et la spécificité de chaque personne, et visant à son épanouissement. L'OMS rappelle, d'ailleurs, en ce sens, que l'éducation pour la santé doit être pensée comme outil de liberté et de responsabilité consentie et pertinente, dont la finalité doit être, avant tout, le bien être des personnes.

Au delà du formalisme des procédures d'information et de consentement, il convient donc de promouvoir, en termes d'éducation de la population et d'organisation du débat social, une réelle politique de transparence, d'information, mais aussi de prise en compte des mécanismes de compréhension, de désir ou de peur de l'opinion publique, du fait même que la vie des individus est souvent impliquée par les conséquences des décisions prises avec les médecins.

La régulation des pratiques de soins et des choix médico-scientifiques se doit ainsi de prendre en compte les aspects culturels et humains de la population (prise en compte des impacts symboliques, sociologiques, anthropologiques...), qu'ils soient rationnels ou non, pour accompagner harmonieusement et démocratiquement le progrès médical. Tout acte de santé, ne doit donc pas rester à un niveau technique mais doit, dans une dimension humaniste, prendre en compte la vie des individus mis en jeu par son action. L'acteur de santé a donc un puissant rôle de régulation et de responsabilité à jouer, quel que soit son niveau.

Ainsi, dans le champ de la santé, une éthique clinique pratique, élaborée sur le terrain avec les professionnels et le public, dans une approche multidisciplinaire, peut permettre l'émergence d'une réelle politique d'éducation à la santé, efficace, car réalisée avec et pour les personnes, permettant d'initier ainsi de nouveaux principes de régulation des pratiques de soins. Il s'agit, en cela, d'aider à la construction de normes collectives et à leur évolution, non pas par décisions unilatérales des experts ou des instances administratives et institutionnelles, mais par implication des citoyens et de leurs représentants dans la recherche d'une meilleure acceptation et compréhension des enjeux et des risques, avec un plus grand souci de communication démocratique.

Table des matières

Préface   p. 7

**Evolution de la place du patient
dans la démarche médicale et construction
de la relation médecin-patient**   p. 11

    Un bouleversement de la relation de soins   p. 16

    *Evolution de la relation médecin-patient
et du consentement dans le cadre de la prévention :
une médecine de plus en plus prédictive*   p. 20

**Entre choix individuels et choix collectifs :
la participation des citoyens,
nouveau paradigme des choix de santé**   p. 27

**L'émergence du juridique
dans le consentement en médecine :
naissance d'un débat**   p. 35

**Information et consentement :
fragilité d'un lien essentiel**   p. 45

    *L'obligation d'informer: un concept
à préciser dans sa mise en application*   p. 45

    *L'information n'est qu'une facette
d'un acte de relation reposant, avant tout,
sur la confiance implicite*   p. 48

    *L'évolution des outils
et des processus d'information des patients :
de la relation traditionnelle à la cybermédecine*   p. 57

Consentement et essais thérapeutiques:
enjeux, limites entre soins et recherche,
et perspectives d'une démarche éthique   p. 63

> *Le passage du soin à la recherche
> et l'acceptation de l'incertitude*   p. 63
>
> *L'évolution du consentement à la recherche*   p. 67
>
> *La tradition orale de la médecine
> et l'émergence du consentement écrit
> en recherche: un conflit de valeurs*   p. 75
>
> *Avoir conscience des limites du consentement
> dans la recherche*   p. 79

Le consentement dans la réalité
des pratiques: deux exemples   p. 83

> *Consentement et recherche
> en médecine d'urgence:
> position du problème*   p. 83
>
> *Banque d'ADN et stockage de données
> sensibles dans la recherche en génétique:
> une situation complexe*   p. 87

Conclusion   p. 97

La plupart des textes
français et internationaux de référence
cités dans cet ouvrage
sont accessibles sur:
http// : www.inserm.fr/ethique

656184 - Mai 2016
Achevé d'imprimer par

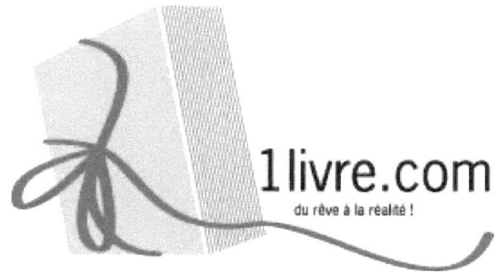